药膳同源

主　编　裴亚杰　齐少波
副主编　李丽娜　杨延玉

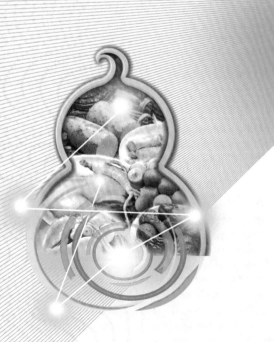

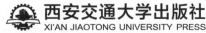

西安交通大学出版社
XI'AN JIAOTONG UNIVERSITY PRESS

图书在版编目(CIP)数据

药膳同源 / 裴亚杰,齐少波主编. —西安:西安
交通大学出版社,2023.8
　ISBN 978 - 7 - 5693 - 2626 - 0

　Ⅰ.①药… Ⅱ.①裴… ②齐… Ⅲ.①药膳-高等职
业教育-教材 Ⅳ.①R247.1

　中国版本图书馆 CIP 数据核字(2022)第 088924 号

YAOSHAN TONGYUAN

书　　名	药膳同源
主　　编	裴亚杰　齐少波
责任编辑	李　晶
责任校对	秦金霞
装帧设计	伍　胜

出版发行	西安交通大学出版社
	(西安市兴庆南路 1 号　邮政编码 710048)
网　　址	http://www.xjtupress.com
电　　话	(029)82668357　82667874(市场营销中心)
	(029)82668315(总编办)
传　　真	(029)82668280
印　　刷	陕西博文印务有限责任公司

开　　本	787 mm×1092 mm　　1/16　　印张 10　　字数 211 千字
版次印次	2023 年 8 月第 1 版　2023 年 8 月第 1 次印刷
书　　号	ISBN 978 - 7 - 5693 - 2626 - 0
定　　价	49.80 元

如发现印装质量问题,请与本社市场营销中心联系。
订购热线:(029)82665248　(029)82667874
投稿热线:(029)82668226
读者信箱:medpress@126.com

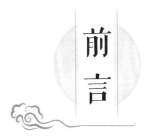

前言

今天，随着社会的进步，人民生活水平的提高，人们越来越重视营养和健康。讲究营养、合理调配饮食，不仅可以维持生命，还可以增强体质，防病抗病，延年益寿。作为一种比较理想且有效的医疗保健方法，药膳养生已日益受到人们的关注，得到世界各国医药界和营养学界的重视，并已成为治疗及保健综合措施中的一个重要组成部分。但是，不了解各种药膳原料的性味归经、药理作用等，不讲究饮食的科学性，将有损健康，也达不到强身健体、延年益寿的目的。常见的慢性病如肥胖症、高血压病、心血管病、糖尿病等，多与营养过剩或营养失调有关。许多疾病的调理与康复，也都与合理选择药膳原料有关。因此，了解药膳养生的知识，掌握合理饮食的科学性是十分必要的。

本教材的编写以能力培养为本位，以实际应用为主旨和特征，力求使教学内容与职业需求密切结合，以强化学生的职业应用能力。通过本教材的教学，学生可以掌握中医药膳的基本知识；掌握药膳原料的性味、分类及常见疾病药膳治疗配方等基本知识和应用技能；了解药膳原料对人体的作用，培养学生应用药膳维护健康、预防疾病的能力，以适应社会需求。本教材分为中医药膳基础篇、药膳原料篇、常见病药膳治疗篇三部分。第一篇是中医药膳基础篇，包括人体必需营养素和中医药膳制作与烹调禁忌，主要介绍必需营养素对人体的作用以及中医药膳原料的炮制、制作工艺、烹调禁忌、原料配伍禁忌；第二篇是药膳原料篇，包括中医药膳的分类和药膳原料，其中药膳原料主要介绍常见药膳原料的来源、异名、性味归经、功效、用法用量、成分和注意事项等；第三篇是常见病药膳治疗篇，包括常见疾病治疗药膳和常见疾病药膳饮食要略，主要介绍各类疾病治疗药膳的原料、制作方法、功效,以及禁忌。

本教材中医药膳原料与药膳配方中的用量是由古代计量单位按照现代临床实际情况折算和调整订立的,由于古今度量衡有异,原料的计量在具体的使用过程中根据实际情况可酌情予以加减。

本教材引用的有关文献,已在文末注明,在此谨向原作者表示真诚的谢意! 敬请广大师生在教材使用过程中提出宝贵意见,以便再版时进一步修订提高。

编　者

2023 年 6 月

目录

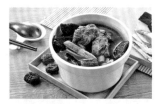
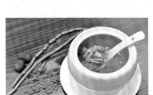
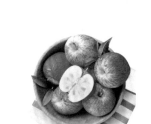
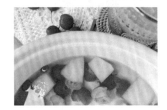

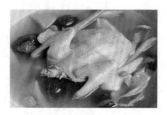

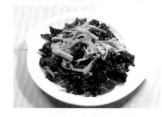

药膳同源

2

第一篇

中医药膳基础篇

第一章　人体必需营养素

对人体有营养作用的物质在饮食上被称为"营养素"。它是维持生命的正常活动和保持人体的正常发育与健康不可缺少的物质。

营养素是食物中能被人体消化和吸收利用的物质。其作用为：供给人体生理活动所需能量；构成人体组织结构；调节、维持人体正常的生理功能。人体无论从事什么活动都需要消耗能量，即使是在睡眠时，呼吸、循环、分泌等生理活动也不停息，也离不开能量。人们常说"人是铁，饭是钢"，以此来说明人体必须从食物中获得能量、吸取养分，才能维持生命活动。

人体的必需营养素有40多种，共分为7类，包括碳水化合物、脂肪、蛋白质、无机盐、维生素、膳食纤维和水。其中，碳水化合物、脂肪、蛋白质被称为"三大营养素"。营养素按人体需要量的多少，可分为宏量营养素和微量营养素。宏量营养素包括碳水化合物、脂肪和蛋白质，微量营养素包括无机盐和维生素。无机盐又可分为常量元素和微量元素。常量元素是指在体内含量占体重0.01%以上的元素，包括钙、磷、镁、钾、钠、氯、硫7种；微量元素是指在体内的含量小于0.01%的元素，包括铁、铜、锌、钴、硒、碘、钼、铬等。

一、蛋白质

蛋白质是生命的基础物质，是细胞的重要组成成分。现代科学证明，生命的产生、存在和消亡都与蛋白质有关，没有蛋白质就没有生命。

蛋白质是一种化学结构非常复杂的化合物，分子中都含有碳、氢、氧、氮四种元素。它最大的特点是含有氮，有的还含有硫、磷、铁、碘、钴等元素。这些元素先按照一定的比例和结构组成氨基酸，许多氨基酸再按照一定的方式组合成蛋白质。所以，氨基酸是蛋白质的基本组成单位。

氨基酸是含有氨基（$—NH_2$）和羧基（$—COOH$）的有机化合物。氨基酸又分为"必需氨基酸"和"非必需氨基酸"。凡在体内不能合成或合成速度不够快，不能满足机体需要，必须由食物供给的氨基酸，称为"必需氨基酸"；可以在体内合成或由其他氨基酸转化而得到，不需通过食物摄取得到的氨基酸，称为"非必需氨基酸"。必需氨基酸包括异亮氨酸、亮氨酸、赖氨酸、甲硫氨酸、苯丙氨酸、色氨酸、苏氨酸、缬氨酸、组氨酸；非必需氨基酸包括甘氨酸、丙氨酸、谷氨酸、酪氨酸、组氨酸天冬酰胺、胱氨酸、半胱氨酸、丝氨酸、脯氨酸、天冬氨酸及精氨酸。

蛋白质的生理功能包括以下几方面。

1.构成机体组织器官

在人体组织中,没有一处不含有蛋白质。身体各组织器官的功能各不相同,组成这些器官、组织、细胞的蛋白质也不同。如肌肉组织的蛋白质富有弹性,含有一定量水分,且维持一定的硬度。同时,身体各部分组织处于新陈代谢和不断更新过程中,如小肠黏膜每1~2天更新一次,红细胞的寿命为120天左右,所以机体每天必须摄入一定量的蛋白质作为构成和修补机体组织的材料。

2.供给热能

蛋白质也是供能物质,在机体分解蛋白质的过程中,也同时释放热能。1克蛋白质在体内氧化可供给热能16.8kJ(4kcal)。但供给热能并不是蛋白质的主要功能,当碳水化合物和脂肪所供给的热能不足时,机体才会消耗蛋白质作为热能来源。如果膳食中碳水化合物和脂肪摄入充足,机体就不必消耗蛋白质来供给热能,因此碳水化合物和脂肪的这种作用,就称为对蛋白质的"节约作用"或"保护作用"。

3.构成酶和激素的成分

人体中含有10万种以上不同结构的蛋白质,它们调节着与生命有关的、由成千上万种化学反应形成的各种生理活动,诸如肌肉收缩、血液循环、呼吸、消化、神经传导、感觉功能、能量转化、信息传递、生长发育、繁殖及各种各样的思维活动。这些蛋白质主要是各种酶类及激素类。

4.构成抗体,保护机体不受侵害

机体需要不断地通过各种途径来产生抵抗病原体的抗体,以增强机体的抗病能力。抗体的种类很多,但它们都是血液中球蛋白的一部分,即免疫球蛋白。机体体液免疫中的另一种消灭病原微生物的成分——补体,其主要成分也是蛋白质。

5.维持机体酸碱平衡和调节渗透压

正常人体内血浆与组织液之间的水分不停地交换,并保持着平衡,这种平衡的保持有赖于维持血浆中电解质的总量和血浆中白蛋白的浓度。在组织液与血浆中的电解质浓度相等时,两者间水分的分布就取决于血浆中的白蛋白的浓度。若膳食中长期缺乏蛋白质,导致血浆中白蛋白的含量降低,血液中的水分便会过多地渗透到周围组织中,造成营养不良性水肿。蛋白质也是调节血液pH值(酸碱度)的重要物质,红细胞中的血红蛋白通过将机体组织代谢过程中产生的二氧化碳携带至肺,然后呼出体外,以此调节机体内的酸碱平衡;否则,如果产生的二氧化碳运送不出去,溶解在血液和体液中,产生大量的碳酸,就会导致酸碱平衡失调,引起酸中毒。

除以上功能外,蛋白质在保护神经系统的正常功能、遗传信息的控制、维生素的代谢、体内一些物质的运输功能以及凝血过程等方面也起着重要作用。

二、脂肪

脂肪是人体生命活动中不可缺少的物质,也是生物体的重要组成部分。中性脂肪是生物体内能的一种储存形式,即当膳食热量来源不足时,此部分储存的脂肪可被动员,通过氧化作用供给机体所需的热量。猪油、牛油、豆油、花生油等就是属于这一类。类脂如磷脂、糖脂、固醇类物质等多存在于细胞膜,为膜的重要组成部分。

脂肪的来源主要为膳食,在某些情况下,也可由碳水化合物和蛋白质转变生成。脂肪可水解成甘油和脂肪酸。脂肪酸为含有碳、氢、氧三种元素的化合物。脂肪酸根据饱和度还可分为饱和脂肪酸、单不饱和脂肪酸与多不饱和脂肪酸三大类。三类中以多不饱和脂肪酸的生理功能最为重要。首先,它为胚胎期细胞分裂及婴幼儿生长发育所必需;其次,它为细胞膜结构的必需组分。多不饱和脂肪酸中的亚油酸与亚麻酸是营养必需的,由于在体内不能合成,必须依赖于从食物中摄取,故被称为必需脂肪酸。

脂肪的作用包括以下几方面。

1.供给热能

脂肪是浓缩的能源。1克脂肪在体内可以产生 37.6kJ(9kcal)的热能,是食物中供给热能最多的一种营养素。

2.供给必需脂肪酸

必需脂肪酸是机体维持生理功能不可缺少的、体内不能合成的、只能由食物供给的多不饱和脂肪酸。必需脂肪酸是细胞的组成成分,特别是细胞膜和线粒体等细胞器膜的主要组成成分。当机体缺乏必需脂肪酸时,可能出现鳞屑样皮炎、湿疹等。

3.维持体温,保护脏器

人体内的脂肪多分布于腹腔、皮下、肌纤维间及脏器周围。这类脂肪作为填充衬垫,可以保护和固定脏器、组织和关节,避免机械性摩擦和移位。脂肪不易导热,可以防止体内热量散失而保持体温。脂肪还可以促进脂溶性维生素的吸收(维生素 A、维生素 D、维生素 E、维生素 K 不溶于水,只溶于脂肪或脂肪溶剂,称为脂溶性维生素。膳食中的脂溶性维生素在被吸收时,必须依靠脂肪的协助)。鱼肝油、蛋黄油、奶油中含有维生素 A 和维生素 D,植物油中含有较多的维生素 E。

4.提高膳食的感官性状

烹调油可以改善膳食的感官性状,赋予食物特殊的风味。脂肪进入十二指肠后,会刺激产生一种肠抑胃素,它能抑制胃肠道蠕动,并且抑制胃液分泌,因此能延长食物在胃中的停留时间,使人体具有饱腹感。此外,油脂还有润肠缓泻的作用,而且脂肪分子中含氢较多,可产生较多的代谢水,在体内缺水情况下有一定的意义。

三、碳水化合物

碳水化合物就是人们常说的糖类。它由碳、氢、氧三种元素组成,其中氢和氧的比例与水中氢和氧的比例一样,所以称为碳水化合物。

(一)碳水化合物的分类

根据其结构的不同,碳水化合物可分为单糖、寡糖、多糖三类。

1.单糖

单糖是最简单的碳水化合物。它具有甜味,易溶于水,可不经消化液的作用直接被身体吸收和利用。常见的单糖有葡萄糖、果糖、半乳糖。

2.寡糖

寡糖又称低聚糖,由2~10个单糖通过糖苷键连接而成,常见的为双糖。双糖是由两个分子单糖结合在一起,再脱去一分子水所组成。双糖易溶于水,需分解成单糖才能被身体吸收和利用。常见的双糖有蔗糖、麦芽糖、乳糖。

3.多糖

多糖是由10个以上单糖通过糖苷键连接而成,无甜味,不易溶于水,但经消化酶的作用可以分解成单糖。常见的多糖有淀粉、氨基聚糖(如透明质酸)、纤维素、糖原。

碳水化合物的消化作用开始于口腔。食物进入口腔后,在咀嚼过程中,食物中的淀粉经唾液淀粉酶的作用部分被水解为麦芽糖。吃馒头或米饭时,若细细咀嚼会感到有甜味就是这个原因。但食物在口腔内停留的时间甚短,淀粉的消化不够完全。

碳水化合物的主要消化部位在小肠。小肠中的胰淀粉酶活性极强,可将淀粉完全水解为麦芽糖。肠液中还存在一种双糖酶,此酶作用于麦芽糖及来自膳食的蔗糖、乳糖,并使它们分解为单糖。

在正常情况下,只有单糖能被身体吸收,吸收后由血液运输到肝脏,再分布到各组织内储存(称为糖原)或被利用。

(二)碳水化合物对人体的作用

1.供给热能

这是碳水化合物最重要的生理功能,也是人类从膳食中取得热能最经济、最重要的来源。碳水化合物在体内氧化较快,能够及时供给热能以满足机体的需要。1克葡萄糖在体内可产生16kJ(4kcal)热能,最终的氧化产物为二氧化碳和水。在机体缺氧的情况下,碳水化合物还能通过糖酵解途径,为机体提供能量。肌糖原是肌肉活动最有效的热能来源,而心脏的活动也主要是靠葡萄糖和糖原氧化来供给热能。神经系统除利用葡萄糖外,不能利用其他物质供给热能,所以血液中的葡萄糖是神经系统热能唯一的来源。当血糖降低到一定程度时,人可能会出现昏迷、休克甚至死亡。

2.碳水化合物是机体重要的组成物质

构成细胞膜的糖蛋白和构成神经组织的糖脂中均含有糖类,而对遗传物质起传递作用的核酸则由核糖和脱氧核糖参与构成。

3.抗生酮作用及对蛋白质的节约作用

脂肪在体内氧化需要碳水化合物的参与。脂肪在代谢过程中产生的乙酰基必须与草酰乙酸结合才能进入到三羧酸循环中彻底氧化,而草酰乙酸是由葡萄糖代谢产生的。如果碳水化合物摄入不足,脂肪氧化不全,就会产生过量的酮体。酮体是一种酸性物质,如在体内积存过多,可以引起酸中毒。此外,膳食中如供给足够的碳水化合物,机体就不会分解蛋白质来供给热量,即称为碳水化合物对蛋白质的节约作用。

4.保肝解毒作用

当肝糖原储备较为充足时,肝脏对某些化学毒物(如四氯化碳、酒精、重金属)以及细菌产生的毒素均有较强的解毒能力。这是因为肝脏中丰富的糖原可以保护肝脏免受毒物的损害,而且肝脏中的葡萄糖醛酸可以直接参与解毒。

四、维生素

维生素是维持身体正常生命活动(包括生长、发育和生殖)所必需的一类有机小分子化合物。它们不是构造身体组织的原料,也不是身体所需能量的来源,但必不可少。这类化合物虽结构不同,但具有以下共性。

(1)绝大多数不能由人体合成,有些虽能在体内合成,但是合成的量并不能满足身体需要,因此必须通过饮食摄取。

(2)人体对维生素的需要量虽少,但不能没有或缺乏。人体对蛋白质、碳水化合物和脂肪这三大营养素的需要量往往是几十克或几百克,而对维生素的需要量很少,常常以毫克甚至微克计算。虽然很少,但如因某种原因未能得到充分满足,身体就会出现某些相应的症状,所以应引起重视。

(一)维生素的分类

1.脂溶性维生素

脂溶性维生素包括维生素 A(视黄醇)、维生素 E(生育酚)、维生素 D 和维生素 K。维生素 A、维生素 D 可以在体内贮存,过量积蓄可发生中毒,所以应引起注意。

2.水溶性维生素

水溶性维生素包括 B 族维生素、维生素 C(抗坏血酸)以及许多"类维生素"(胆碱、肌醇等)。B 族维生素的成员有维生素 B_1(硫胺素)、维生素 B_2(核黄素)、维生素 B_6、维生素 B_{12}(氰钴胺素)、烟酸(尼克酸)、泛酸、叶酸和生物素。

维生素除作为营养素外,现在也已用作药物。科学研究发现,维生素在抗癌、防衰老以及治疗心血管疾病和神经系统疾病等方面都有作用。

(二)维生素的来源与作用

维生素是参与人体生命活动的重要营养物质,可以说,如果没有维生素,生命活动就无法进行。要想科学健康地生活,就要认识各种维生素的作用。

1.维生素 A 的来源与作用

维生素 A 易被氧化或被紫外线照射而受到破坏。在自然界中,维生素 A 只存在于动物性食物中,如肝脏;植物性食物中不含维生素 A,有颜色的植物(如胡萝卜、菠菜等)中含有胡萝卜素,经人体肠壁和肝脏 β-胡萝卜素酶的作用,胡萝卜素可转变成维生素 A,维生素 A 与视觉有关,如果缺乏,就会导致弱光中的视力减退,发生夜盲症。

但维生素 A 也不宜摄入过多,否则会引起维生素 A 过多症,主要表现为厌食、过度兴

第一章 人体必需营养素

奋、头发稀疏、肝大、肌肉僵硬和皮肤瘙痒。维生素A最丰富的来源为动物性食物，如肝脏、鱼肝油、蛋黄、奶油等；β-胡萝卜素最丰富的来源为植物性食物，包括有色蔬菜，如胡萝卜、番茄、红心甜薯、菠菜、豌豆苗、芹菜、青椒，以及一些水果，如柿子、杏、橘子、橙子及桃子等。

2.维生素D的来源与作用

维生素D是类固醇的衍生物，主要包括维生素D_2、维生素D_3等，其化学性质比较稳定。人体皮肤中的7-脱氢胆固醇，经阳光中的紫外线照射后，可转变为维生素D_3，所以经常晒太阳可以增加体内维生素D的含量。维生素D作用于小肠黏膜可以促进钙的吸收。维生素D也可以直接促进磷酸盐的吸收。

值得注意的是，人体维生素D的摄入绝不能过量，这是因为维生素D为脂溶性维生素，摄入过量时会引起中毒。维生素D中毒主要导致高钙血症以及由此引起的肾功能损伤和软组织钙化，临床表现包括食欲减退、乏力、心动过缓、恶心、呕吐、烦渴、便秘、多尿等。长期摄入过量维生素D，还可导致动脉粥样硬化，并伴有广泛性软组织钙化和不同程度的肾功能损害，严重时可导致死亡。

3.维生素E的来源与作用

维生素E与生育能力密切相关，因此也称生育酚。维生素E也是维持正常肌肉结构和功能所必需的营养素。缺乏维生素E将导致肌肉营养不良，同时伴有肌肉的耗氧量增高，在临床上表现为进行性肌营养不良、肌萎缩、原发性侧索硬化症等。维生素E能促进毛细血管增长，维持心肌和外周血管系统的正常功能，改善微循环，并可使动脉脂质过氧化物减少，从而可以预防动脉硬化，同时还可减轻血小板的聚集作用，降低血液的黏稠度。维生素E与硒有协同作用，可以保护细胞膜不受脂质过氧化物的损伤，稳定生物膜的结构，减少体内脂质过氧化物的含量，对机体有保护作用，因而也具有强大的抗衰老作用。

维生素E主要存在于多种油料作物的种子及植物油当中，以小麦胚芽油中含量最高，一些坚果(如杏仁、榛子、核桃仁、南瓜子)中含量也较高。谷类粮食、绿叶蔬菜、肉、蛋、奶及鱼肝油中也有一定含量。

4.维生素C的来源与作用

维生素C能参与人体氧化还原过程，是机体不可缺少的物质。维生素C又能促进细胞间胶原蛋白生成，胶原蛋白在细胞间可起到黏合作用，能维持组织和器官的完整性。维生素C能增强体质，促进体内抗体形成，增强对疾病的抵抗力。维生素C还具有解毒作用，在体内能降低化学毒物和细菌毒素的毒性。对中老年人来说，维生素C尤为重要，它能预防体内脂质沉积，能使血液中胆固醇转化为胆汁酸排出体外，从而防治动脉粥样硬化，延缓衰老。维生素C能使肠道内高价铁还原成低价铁，促进铁的吸收，预防中老年人易患的缺铁性贫血。

维生素C在食物中的主要来源为新鲜蔬菜和水果，在绿叶蔬菜、菜花、土豆、番茄中含量较多；水果中以枣、刺梨、猕猴桃、草莓、芒果、杨梅、西瓜、柑橘、橙子、山楂中含量较多。

5. 维生素 B_1 的来源与作用

维生素 B_1 在小肠被吸收后,主要分布于心脏、脑、肝、肾及肌肉等组织、器官中,在血液中主要集中在红细胞内,在体内不能大量贮存,大量摄入时,过多的部分会从尿液中排出。维生素 B_1 在体内的主要生理功能是:参加糖的代谢,维持神经与心肌的正常功能。维生素 B_1 缺乏时,神经组织所需能量供应不足,导致患者四肢无力和感觉障碍,肌腱反射减弱甚至消失,称为多发性神经炎,也称干性脚气病;如果波及胃肠神经,则可引起胃肠蠕动减弱、便秘、消化液分泌减少、食欲不振、消化不良等。

维生素 B_1 的食物来源有粮谷类、豆类、酵母、干果、坚果、蔬菜、水果、动物内脏、瘦肉和蛋类。我国膳食中的粮谷是维生素 B_1 的主要来源。由于粮谷外皮及胚芽中的维生素 B_1 含量也较多,为了满足维生素 B_1 的需要,除防止粮谷加工碾磨过多外,还应注意搭配杂粮、补充蔬菜等食物。

维生素 B_1 缺乏最常见的原因是烹调不合理,饮食习惯不良,如长期吃精米白面,烹调中加碱、淘米次数多、浸洗时间长。此外,天气炎热或劳动强度大而出汗多时,维生素 B_1 可随汗液大量丢失。长期缺乏维生素 B_1 会出现特有的维生素 B_1 缺乏病——脚气病。

6. 维生素 B_2 的来源与作用

维生素 B_2 又名核黄素,是一种水溶性维生素,它参与体内的物质代谢,对维持生命活动、促进生长发育有重要的作用。维生素 B_2 是机体中许多重要辅酶的组成成分,这些辅酶与特定的蛋白质结合,形成黄素蛋白,黄素蛋白在物质代谢中起传递氢体的作用,参与组织呼吸过程。人体如果缺乏维生素 B_2,体内的物质代谢就会紊乱,表现出多种维生素 B_2 缺乏的症状。

维生素 B_2 缺乏所表现出的口唇病变在口唇黏膜部位和口角部位,称为唇炎及口角炎,表现为口唇黏膜肿胀、皲裂、溃疡以及色素沉着,口角发白、肥厚或有轻度浸渍并逐渐扩大。缺乏维生素 B_2 易形成脂溢性皮炎,多发生在皮脂腺分泌旺盛部位,如鼻唇沟、前额、两眉、下颌、目外眦以及身体各皱襞处(如耳后、乳房下方、腋下、腹股沟处),表现为皮脂增多、局部红斑、有脂状黄色鳞片。此外,维生素 B_2 缺乏常干扰铁在体内的吸收、贮存及动员,导致血液中含铁量下降,严重的可造成缺铁性贫血。

维生素 B_2 的食物来源有动物肝脏及心脏、蛋黄、鳗鱼、牛奶,很多绿叶蔬菜和豆类中的维生素 B_2 含量也很丰富。

7. 维生素 B_6 的保健作用

维生素 B_6 可促进人体对维生素 B_2、维生素 B_{12} 和铁、锌的吸收。缺乏维生素 B_6 的人易患口角炎、脂溢性皮炎等。此外,维生素 B_6 还能减轻哮喘。

维生素 B_6 以植物种子(如核桃、葵花籽)及豆类、干酵母、麦麸、动物肝脏、肉类、禽类、蛋类等食物含量较多,其次为香扁豆、胡萝卜、梨、白薯、香菇、金枪鱼、沙丁鱼等食物。

五、无机盐

无机盐又称矿物质,是人体必需营养素,无法由自身产生和合成,它在人体内含量很少,仅占人体重的 4% 左右,却是人体维持正常生理功能不可缺少的物质。

根据人体内的含量和膳食中需要量,无机盐可分为常量元素和微量元素。其中常量元素包括硫、钙、磷、钾、钠、氯、镁,微量元素包括铁、锌、铜、锰、镍、钴、钼、硒、铬、碘、氟、锡、硅、矾等。随着医学的发展,人们发现人体衰老现象与体内无机盐代谢失调有关。饮食搭配不当、机体代谢活动不平衡,以及生理需要量增加而摄入不足等原因,都可引起体内无机盐含量的异常。

(一)无机盐的作用

1. 钠

钠参与水的代谢,保证体内水的平衡,调节体内水分与渗透压,维持体内酸和碱的平衡,维持正常血压等。低钠饮食对于预防高血压具有重要作用。钠摄入过多,容易引发高血压、心脏病。

2. 钾

钾参与糖和蛋白质代谢,调节细胞内外液的渗透压和酸碱平衡,维持神经肌肉应激性及心脏的正常功能,对于预防高血压等慢性病具有重要作用。

钾主要存在于细胞内液中,钠主要存在于细胞外液中,而氯则在细胞内、外液中都存在。这三种物质能使体液维持接近中性,决定组织中水分多寡。这三种物质每天均会随尿液、汗液排出体外,健康人每天的摄取量与排出量大致相同,保证了这三种物质在体内的含量基本不变。人体内的钾和钠必须彼此均衡,过多的钠会使钾随尿液流失,过多的钾也会使钠严重流失。建议每天钾、钠、镁、钙都应均衡摄入,才能保证身体健康。钾主要由蔬菜、水果、粮食、肉类供给,而钠和氯则主要由食盐供给。

3. 铁

铁是人体必需的微量元素,为血红蛋白、肌红蛋白及一些呼吸酶的成分。其作用包括参与体内氧的运输和组织呼吸,维持正常的造血和免疫功能等。

缺铁可引起机体免疫功能障碍,导致机体功能失常,如出现缺铁性贫血等疾病。补铁过量容易引起肝脏系统疾病的症状,因此日常应注意适量补充铁元素。鱼、鸡蛋、木耳等食物中含有铁元素,可以适当食用。

4. 钙

钙是构成骨骼和牙齿的主要成分。钙离子在神经肌肉应激、神经兴奋冲动传递、血液凝固、白细胞的吞噬、内分泌与外分泌腺的分泌以及神经分泌中都发挥着重要作用。钙还能缓解失眠,调整心律,降低毛细血管通透性,防止渗出,控制炎症和水肿,维持酸碱平衡。

由于钙具有重要的作用,提倡每日喝牛奶和常吃富含钙的食品,以满足人体对钙的需要。需要注意的是,有些植物中含钙量比较高,但受植酸的影响不易被人体吸收。

5. 锌

锌是人体必需微量元素中的重要一员。人体内的锌主要通过参与酶的合成发挥生理作用。锌还能促进核酸和蛋白质的合成,加速激素的合成、释放,促进细胞的分裂、生长和再生。锌对骨骼的生长、激素的合成都有直接的作用。缺锌可以引起免疫缺陷,增加感染的易感性。

含锌较多的食物有动物蛋白(如鱼、红肉、动物肝肾和海产品等),还有麦芽、面筋、青菜等。真菌类(如木耳、银耳)中锌含量也较高。核桃、榛子、瓜子等坚果类也是食物锌的储藏宝库,但红肉和贝壳类食物是锌的最好来源。

值得注意的是,酒和咖啡大多含有对人体有害的微量元素镉,常饮上述饮料,将使锌、镉比值下降,影响锌的吸收和代谢。

6.镁

镁是人体的常量元素之一,广泛存在于细胞内,对维持人体正常的新陈代谢、神经肌肉的冲动传递等有着极其重要的作用。镁是人体内多种酶的激活剂,参与多种酶促反应,促进骨的形成及调节神经肌肉的兴奋性。含叶绿素多的蔬菜、谷物、豆类、肉类等都是镁的良好来源。

7.碘

碘的生理功能是参与甲状腺素的形成。甲状腺素有调节蛋白质合成、活化多种酶、调节人体物质代谢的能力,促进机体生长发育。当碘摄入量满足不了需要时,甲状腺素的合成减少,使脑垂体促甲状腺激素分泌增加,而促使甲状腺发生代偿性肥大。碘缺乏时,还会引发地方性克汀病。此外,还应注意的是,碘摄入过多,又可引起高碘性甲状腺肿。富含碘的食物主要是海产品,如海带、紫菜、蓝圆鲹、鲐鱼、蚶、蛤、蛏、干贝、淡菜、海参、海蜇、龙虾等。此外,碘盐也是补充碘的有效措施。

8.硒

硒是维持人体正常生理活动的微量元素,存在于机体的所有细胞和组织中。硒具有抗氧化、免疫调节、排毒及解毒等作用。

含硒丰富的食物有芒笋、蘑菇、洋葱、大蒜、蛋类、各种谷物、酿制品以及金枪鱼、褐虾、牡蛎、肝脏等。

9.铬

人体内铬含量很少(以胃、脑、肌肉、皮肤中含量较多),且随年龄的增长而减少。铬参与蛋白质、核酸的代谢,促进血红蛋白的合成并抑制脂肪酸和胆固醇的合成,从而起到降低血液中甘油三酯、胆固醇、低密度脂蛋白,增加高密度脂蛋白的作用。铬还具有促进胰岛素分泌的作用。但铬摄入过多,则可引起铬中毒,出现口腔炎、齿龈炎、中毒性肝炎、肾炎等症状。

啤酒酵母、肉制品、乳酪、动物肝脏及全谷类食物是铬的良好来源。

六、膳食纤维

膳食纤维也是碳水化合物的一种,属于多糖。在日常食品中,膳食纤维主要包括纤维素、半纤维素、木质素、果胶等。膳食纤维对人体具有独特作用。

（1）防治便秘。消化功能弱的人，肠胃平滑肌紧张性降低，蠕动减慢，若不注意调理饮食，容易发生便秘。适量的膳食纤维，由于其体积大，不被消化，故能刺激肠道，促进蠕动；而且膳食纤维在大肠内经细菌发酵，增加了纤维中所含的水分，使粪便变软，降低了肠内压力，从而产生通便作用，可防治便秘。

（2）预防结肠癌。研究证实，结肠癌的发生与某些致癌物质（刺激物或毒素）在结肠内停留时间过长、与肠壁长期接触有关。膳食纤维含量增多，一是使肠的内容物体积增大，致癌物质的浓度相对降低；二是刺激肠道蠕动，缩短了粪便在结肠的停留时间，减少致癌物质与肠壁黏膜的接触，使诱发结肠癌的概率减小，自然也就起到了预防结肠癌的作用。

（3）改善血糖代谢。饮食中的膳食纤维可以降低葡萄糖的吸收速度，使餐后血糖及胰岛素的浓度不会急剧上升，从而维持血糖的平稳。

（4）降低血浆胆固醇。膳食纤维的这一作用与其可以增加胆酸排泄、减少胆酸重吸收有关。如果胶可以结合胆固醇，木质素可以结合胆酸，使其随粪便排出，从而降低了胆汁和血胆固醇的浓度，有利于预防和治疗动脉粥样硬化、胆石症及冠心病。

第二章　中医药膳制作与烹调禁忌

第一节　中医药膳原料的炮制

炮制,是指对药膳原材料的加工准备,需要采用一些较为特殊的制备工艺。具体地说,药膳是结合了中药的炮制工艺和食物的准备过程,但与中药加工亦有不同。

一、炮制目的

对药膳所用的药物和食物原料在制作及烹调前,必须进行加工炮制,使其符合食用、防病治病以及烹调、制作的需要。

(一)除去杂质和异物

未经炮制的原料多带有一定的泥沙杂质、皮筋、毛桩等非食用部分,制作药膳前必须经过严格地分离、清洗,以达到洁净的要求。

(二)矫味

某些原料带有特殊的不良气味,如羊肉之膻味、紫河车之血腥、狗肉之腥臭、鲜笋之苦涩,制作药膳前必须经过炮制以消除异味,方能制作出美味的药膳。

(三)选取效能部位

很多原料的不同部位具有不同作用,如莲子补脾止泻,莲子心清心安神,莲房化瘀止血等。选取与药膳功效最相宜的部位,减少"药"对食物的影响,可以更好地发挥药膳的功效。

(四)增强原料功效

未经炮制的某些原料作用不强,必须经过炮制以增强其作用。如茯苓经乳制后可增强滋补作用,香附醋制后易入肝散邪。

(五)减轻原料毒性

为防止毒性影响,必须对有毒原料进行炮制加工以消除或减轻毒性。如生半夏能使人呕吐、咽喉肿痛,炮制后可消除毒性,保证食用安全。

(六)有选择地发挥作用

如生地黄性寒,善于清热凉血、养阴生津,炮制成熟地黄后则性温,常用于补血滋阴。

花生性平,炒熟后则性温。

(七)保持原料成分和利于工业化生产

为了避免某些原料的有效成分损失,或适应工业化生产的需要,对某些原料利用科学技术提取其有效成分,可保持有效成分含量,稳定质量,或便于批量制作。如用金银花制取银花露,冬虫夏草提汁。

二、炮制方法

(一)净选

净选为选取原料的药用部分,除去杂质与非药用部分,以适应药膳的要求,常根据不同原料选用下述方法。

1. 筛选

拣或筛除泥沙杂质,除去虫蛀、霉变部分。

2. 刮

刮去原料表面的附生物与粗皮。如将杜仲、肉桂刮去粗皮,鱼刮去鳞。

3. 火燎

在急火上快速烧燎,除去原料表面茸毛或须根,但不能使原料内质受损。如将狗脊、鹿茸燎后刮去茸毛,禽肉燎去细毛。

4. 去壳

去壳是对硬壳果类原料如白果、核桃、板栗等除去硬壳,便于准确投料与食用。

5. 碾

除去原料表面非食用部分,或将原料碾细备用。如刺蒺藜、苍耳经碾压去刺。

(二)浸润

浸润是指用液体对原料进行加工处理。有些原料的有效成分溶于水,处理不当则容易丢失,故应根据原料的不同特性选用相应的处理方法。

1. 洗

除去原料表面的泥沙、异物。绝大多数原料都必须进行清洗。

2. 泡

质地坚硬的原料经浸泡后能软化,便于进一步加工。蔬菜类经浸泡可除去部分残留农药。

3. 润

不宜水泡的原料需用液体浸润,使其软化而又不致丢失有效成分。润常用下列方法。

(1)水润:如清水润燕窝、贝母、冬虫夏草、银耳、蘑菇等。

（2）奶汁润：多用牛、羊乳，如润茯苓、人参等。

（3）米泔水润：常用于消除原料的燥性，如润苍术、天麻等。

（4）药汁润：常用于使原料具有某些药性，如用山楂汁浸牛肉干、吴茱萸汁浸黄连等。

（5）碱水润：常使用 5％碳酸钠溶液或石灰水浸润原料，如润发鱿鱼、海参、鹿筋、鹿鞭等。

（三）漂制

为减低某些原料的毒性或异味，常采用在水中浸泡较长时间和多次换水的漂洗法，如漂半夏。漂洗时间长短和换水次数需根据原料性质、季节气候的不同来决定。冬季每天换 1 次水，夏季每天宜换 2 或 3 次，一般漂 3～10 天。

（四）焯制

焯制是指用沸水对原料进行处理。焯制可将原料微煮，除去种皮，去杏仁、扁豆等皮时常用；余去血水，使食品味鲜汤清，去鸡、鸭等肉类血水时常用；除腥膻味，如熊掌、牛鞭等多加葱叶、姜、料酒同煮。

（五）切制

干品原料经净选、软化后，或新鲜原料经洗净后，根据性质的不同、膳肴的差异，将其切制成一定规格的片、块、丁、节、丝等不同形状，以备制膳需要。切制时要注意刀工技巧，其厚薄、大小、长短、粗细等尽量均匀，方能保证良好美观的膳形。

（六）炒制

炒制是将原料在热锅内翻动加热，炒至所需要的程度。一般有下述方法。

1.清炒法

清炒法是不加任何辅料，将原料炒至黄、香、焦的方法。

（1）炒黄：将原料在锅内用文火加热，并不断翻动，炒至原料表面呈淡黄色，使原料松脆，便于粉碎或煎出有效成分，并可矫正异味。如鸡内金炒至酥脆卷曲，使腥气溢出。

（2）炒焦：将原料在锅内翻动，炒至外黑存性为度，如焦山楂。

（3）炒香：将原料在锅内用文火炒出爆裂声或香气，如炒芝麻、花生、黄豆等。

2.麸炒法

麸炒法是先将麦麸在锅内翻炒至微微冒烟，再加入药物或食物，炒至其表面微黄或较原色深为度，筛去麸后冷却保存。此法可去掉原料中的油脂，健脾益胃，如炒川芎、白术等。

3.米炒法

米炒法是将大米或糯米与原料在锅内同炒，使其均匀受热，以炒至黄色为度。米炒法主要为增强健脾和胃的功效，如米炒党参。

4.盐炒或砂炒法

先将油制过的盐或砂在锅内炒热，加入原料，炒至表面酥脆为度，筛去盐或砂即成。本法能使骨质、甲壳、蹄筋、干肉等质地坚硬的原料去腥、松酥,易于烹调,如盐酥蹄筋、砂酥鱼皮。

(七)煮制

煮制的目的是清除原料的毒性、刺激性或涩味,减少其副作用。根据不同性质,将原料与辅料置锅内,加水没过药共煮。煮制时限应据原料情况而定,一般煮至无白色或刚透心为度,如加工鱼翅、鱼皮。

(八)蒸制

将原料置于适当容器内蒸至透心或特殊程度。如熊掌经漂刮后加酒、葱、姜,蒸 2 小时后再进一步加工。

(九)炙制

将原料与液体辅料如蜂蜜或酒、盐水、药汁、醋等共同加热翻炒,使辅料渗进原料内部。用蜜炒为蜜炙,可增加润肺作用,如蜜炙黄芪、甘草;用酒与原料同炒为酒炙,如酒炙白芍;将原料用盐水拌过,晾微干后炒为盐炙,如盐炙杜仲;将原料与植物油同炒为油炙;将原料加醋炒为醋炙,如醋炙元胡。

第二节 中医药膳制作工艺

药膳制作是按膳食加工的基本技能,根据药膳的特殊要求进行加工、烹饪,调制膳饮的过程。

一、药膳制作特点

药膳不同于普通膳食,除具有一般膳食所具有的色、香、味、形外,它还具有治病强身、美容保健、延缓衰老等功效,因此在选料、配伍、制作方面有其自身的特殊性。

(一)原料的选用特点

一般膳食的功能是提供能量与营养,需保持一定的质与量,同时为适应"胃口"的不同而需要不断地改变膳食原料与烹调方法。药膳则是根据不同病症、不同体质状态,针对性地选取原料。如附子、狗肉、鹿鞭等具有温肾壮阳的功能,针对体质偏于阳虚者具有畏寒怕冷、腰膝冷痛或酸软、阳痿早泄等情况时选用。尽管这些原料营养丰富,但并不适宜于所有人群。因此,药膳原料的选用与组合,强调的是科学配伍,在中医理论指导下选料与配方。如对体弱多病者的调理,须视用膳者体质所属而选用原料,或补气血,或调阴阳,或理脏腑;对年老体弱者的调理,须根据不同状态,选用调补脾胃或滋养阴血的药膳,以达到强壮体魄、延缓衰老的目的。

(二)药膳的烹调特点

由于药膳中含有部分传统的中药,即起主要"疗效"的原料,对这一部分原料的烹饪,除了需要在原料准备过程中科学地加工之外,在烹饪过程中也要尽可能地避免药物有效成分的流失,以更好地发挥药效,因而必须讲究形式与方法。传统的药膳加工方法以炖、煮、蒸、焖为主,可以使药物最大限度地溶解出有效成分。药膳形式常以汤为主,通过炖、煮,使有效成分溶解并保存于汤中,以保持良好的疗效。如十全大补汤、鹿鞭壮阳汤、八宝鸡汤等,汤类约占药膳品类的一半以上。

(三)药膳的调味特点

膳食的调味是为了获得良好的口感,以满足用膳者对美味的追求。但很多调味品具有浓烈的味感,它们本身就具有相应的药用性味功能。在药膳烹调过程中,调味品的运用要讲究原则与方法。

一般而言,各种药膳原料经烹调后都具有其自身的鲜美口味,不宜用调味剂改变其本味。因为各种药品的味就是其功能组成的一部分,所以应当尽量地保持药膳的原汁原味。一般的调味品如油、盐、味精等,在药膳中也为常用品。但胡椒、茴香、八角、川椒、桂皮等,由于本身具有浓烈的香味,且性多为辛甘温热类,在药膳烹调中应根据情况进行选用。一些具有腥、膻味的原料,如龟、鳖、鱼、羊肉、动物鞭等,可用一定的调味品矫正异味;温阳类、活血养颜类药膳,可选用辛香类调味品。但如果药膳功效以养血滋阴为主,用于偏阴虚燥热者,则辛香类调味品应少用。

在药膳烹调过程中,调味品既有矫味的作用,又有药理功效,运用方法应在辨证施膳理论指导下灵活掌握。

二、药膳制作要求

作为特殊的膳食,药膳的制作除必须具备一般烹调的良好技能外,尚须掌握药膳烹调的特殊要求。

(一)精于烹调并具备中医药知识

由于药膳原料必须有药物,药膳的性能、功效与药物的准备、加工过程常常有着密切的关系。如难以溶解的药物宜久煮才能更好地发挥药效,易于挥发的药物则不宜久熬,以防有效成分损失;气虚类药膳不宜多加芳香类调味品,以防耗气伤阴;阴虚类药膳不宜多用辛热类调味品,以防伤阴助热等。如果对中药的药性不熟悉,或不懂中医理论只讲究口味,可能会导致药效的降低,甚至带来负面的作用,使药膳失去基本的功能。

(二)注意疗效并讲究色香味形

药膳不同于普通膳食之处,在于药膳具有保健防病、抗衰美容等作用,故应最大限度地保持和发挥药膳的这一功能。药膳又具有普通膳食的作用,必须在色、香、味、形诸方面加工出特点,才能激发用膳者的食欲。如果药膳体现出来的全是"药味"而不讲究膳食的基本功能,不仅不能起到药膳的作用,反而连膳食的作用也不能达到。因此,药膳的烹制,其功效与色泽、口味、香味、形态必须并重,才能达到药膳的基本要求。

(三)配料必须严谨

药物的选用与配伍,必须遵循中医理法方药的原则,注意药物与药物、药物与食物、药物与配料及调味品之间的性效组合。任何食物和药物都有其四气(或四性)、五味,对人体五脏六腑功能都有相应的促进或制约关系,只是常用药物的性味更为人们所强调。因此,选料应当注意药物与药物、药物与食物之间的性效组合,应用相互促进的配伍,避开相互制约的配伍,更须避开有配伍禁忌的药食搭配,以免导致副作用的产生。

(四)隐药于食

由于药膳以药物与食物为原料,因此,药膳烹调的感官感觉很重要。如果药膳表现为以药物为主体,则用膳者会感觉到是在"用药"而不是在"用膳",势必会影响胃口,达不到膳食营养的要求。因此,药膳的制作在某些情况下还要求必须将药物"隐藏"于食物中,在感官上保持膳食特点。

大多数的单味药、名贵药或本身形、色、气味很好的药物不必隐藏,它们可以给用膳者以良好的感官刺激,如天麻、枸杞子、人参、黄芪、冬虫夏草、田七等,可直接与食物共同烹调,作为"膳"的一部分展现于用膳者面前。这属于见药的药膳。

某些药物较多的药膳,不宜将药物本身呈现于药膳中;或者某些药物由于药味太重或色泽不良而影响食欲,必须药食分制,取药物制作后的有效部分与食物进行混合,这属于不见药的药膳。这类药膳的分制可有不同方法:或将药物煎后取汁,用药汁与食物混合制作;或将药食共烹后去除药渣,仅留食物以供食用;或将药物制成粉末,再与食料共同烹制。这种隐药于食的方法可使用膳者免受不良形、色、气味药物的影响,达到药膳的作用。

至于普通膳食制作必须遵循的原则,如必须符合卫生法规的要求、选料必须精细、制作务必卫生、烹调讲究技艺、调味适当可口等,更是烹调药膳的基本要求。

第三节 中医药膳烹调禁忌

一、药膳配伍禁忌

由于药膳是具有治疗效用的食品,因而一种药膳一般只能适应与辨证相应的机体状态,应正确辨证与施膳。如附片炖狗肉为补阳药膳,适用于肾阳不足、四肢欠温等病症,心烦失眠、目赤眼胀、虚弱盗汗等具有阴虚特点的人则不宜进食。

药物配伍尽量避免相恶、相反。相恶、相反是药物配伍中"七情"的内容。一种药物能降低另一种药物的功效称为"相恶",两种药物相配合能产生毒性或副作用称为"相反"。由于每款药膳所用药物本就不多,常为三两味,故必须强调药物的主要功效,相恶、相反的原料不能配伍,否则会使药膳功能丧失甚至产生毒副作用。如人参恶萝卜,萝卜能耗气降气而减弱人参的补气功效,因此不能将这两种原料配伍组合。中药的"十八反""十九畏"应当列为药膳的禁忌。还有一些传统的药膳禁忌,如猪肉反乌梅、桔梗,狗肉恶蒜,羊肉忌南瓜,鳖肉忌苋菜,鸡蛋、螃蟹忌柿、荆芥,蜂蜜忌葱等。一些现代科学的认识,如胡萝卜、黄瓜等含分解维生素 C 的成分,不宜与白萝卜、旱芹等富含维生素 C 的食物配伍;牛奶等含钙高的食物不宜与菠菜、紫菜等含草酸多的食物配伍,这些都可作为药膳配伍禁忌的参考。

不同的体质应食用不同的药膳,这属于辨证范围,如阴虚内热者不宜食用温阳助火的药膳。身体处于某些特殊的状态,如女性的经期、孕期,属于正常的生理变化,此时要注意中药的"妊娠禁忌"及经期用药原则。

二、加工与烹调禁忌

(一)绿叶蔬菜忌用焖煮

各种绿叶蔬菜含有丰富的营养素,也含有不同量的硝酸盐,人体吃适量的新鲜蔬菜不会引起中毒,但是当蔬菜腐烂变质或烹调时焖煮时间太长,硝酸盐还原成亚硝酸盐,就有可能引起中毒。有时,吃了含有大量硝酸盐的蔬菜,若肠道消化功能欠佳,则肠道内的细菌可将硝酸盐还原成亚硝酸盐,从而引发中毒。

另外,腌制蔬菜时,食盐浓度须在 15% 以上,腌制 15 天后方可食用,否则也易引起亚硝酸盐中毒。

(二)炒菜时忌油温过高

有些人为了把菜炒得脆嫩可口,习惯把油锅烧得滚烫冒烟时才下菜炒,从烹调角度来说,这种做法看似无可非议,但从营养和健康角度来说,这是不可取的。食用油烧到冒烟,一般来说温度已经超过 200℃,在这种温度下,油中所含的维生素被破坏殆尽,人体必需的各种脂肪酸也遭到大量氧化,大大降低了油脂的营养价值;同时,油温过高会使油脂氧化产生过氧化脂质,这种物质不仅对人体有害,而且在胃肠道内会对食物中的维生素有相当大的破坏力,对人体吸收蛋白质和氨基酸也起到阻碍作用。所以,炒菜时油温不宜过高,特别是不要把油烧到冒烟时才下菜。

(三)食用油忌反复高温

油炸食品重复使用高温油,炒菜时厨师有意让油锅起火的烹调方法,是现实生活中屡见不鲜的，许多人并不知道这样做会对人体产生极大的危害。首先，油脂中维生素 A、维生素 E 等营养素在高温下受到破坏，会大大降低油脂的营养价值。其次，食用油脂在超过 180℃的高温作用下，会发生分解或聚合反应，产生许多对人体有害的物质，油温越高、反复加热的次数越多，产生的有害物质就越多。在这些物质中，有的可能挥发污染空气，人体吸入后会造成危害；有的也可能留在油脂中，食入人体后会引起严重后果，轻则破坏人体的酶系统，使人产生头晕、恶心、呕吐、腹泻、呼吸不畅、心率减慢、血压升高、四肢无力等症状，长期食入还可能致癌。

防止高温油对人体的危害，一是控制油温（一般不宜超过 150℃），即不要让油冒烟或起火；二是不要用油长时间连续地炸食品；三是最好不要使用炸过食物的油，即使要重复使用，使用前应添加一定量的新油，因新油含有维生素 E 等抗氧化剂；四是适当控制油炸食品的摄入次数。

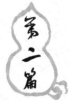

第二篇

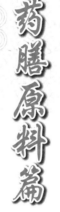

药膳原料篇

第三章　中医药膳的分类
第四章　药膳原料

第三章　中医药膳的分类

药膳不仅具有可食性,更因其具有保健性且可在家庭自制而备受人们的喜爱。药膳能巧妙地将中药与食物相配,以药借食味,食助药性,变"良药苦口"为"良药可口",这在很大程度上满足了人们"厌于药,喜于食"的天性。由于人体有脏腑气血之别,药食有四性五味之异,制膳有煎炒浸炸之殊,药膳也根据人体的不同需要、原料的不同性味、药膳的不同功效,区分为不同类别。

一、按制作方法分类

1. 炖类药膳

此类药膳是将药物和食物同时下锅,适量加水,置于武火,烧沸后去浮沫,再置于文火上炖烂而制成。

2. 焖类药膳

此类药膳是将药物与食物同时放入锅内,加适量的调味品和汤汁,盖紧锅盖,用文火焖熟而成。

3. 爆类药膳

此类药膳是将药物与食物置于文火或有余热的柴草灰内,进行煨制而成。

4. 蒸类药膳

此类药膳是将药膳原料和调料拌好后装入容器,置蒸笼内,用蒸气蒸熟。

5. 煮类药膳

此类药膳是将药物与食物放在锅内,加入水和调料,置于武火上烧沸,再用文火煮熟。

6. 熬类药膳

此类药膳是将药物与食物倒入锅内,加入水和调料,置于武火上烧沸,再用文火烧至汁稠、味浓、粑烂。

7. 炒类药膳

此类药膳是先用武火将油锅烧热,再下油,然后下药膳原料炒熟。

8. 熘类药膳

这是一类用与炒相似的制作方法制作的药膳,与炒制的主要区别是需放淀粉勾芡。

9. 卤类药膳

此类药膳是将药膳原料加工后,放入卤汁中,用中火慢慢加热烹制,使其渍透卤汁而制成。

10. 烧类药膳

此类药膳是将食物经煸、煎等方法处理后,再调味、调色,然后加入药物、汤汁,用武火烧滚后再用文火焖烧至卤汁稠浓而制成。

11. 炸类药膳

此类药膳是将药膳原料放入油锅中炸熟制成。

二、按性状分类

1. 菜肴类药膳

此类药膳是以蔬菜、肉、蛋、鱼、虾等为原料,配一定比例的药物制成的菜肴。这类药膳可以制成冷菜、蒸菜、炖菜、炒菜、炸菜、卤菜等。

2. 米面类药膳

此类药膳是以米和面粉为基本原料,加一定补益药物或性味平和的药物制成的馒头、汤圆、包子等各种饮食。

3. 粥食类药膳

此类药膳是以米、麦等为基本原料,加一定的补益药物煮成的半流质饮食。这类药膳可以用具有药用价值的粮食制成,也可以由药物和粮食合制而成。

4. 糕点类药膳

此类药膳是按糕点的制作方法制成的,花样繁多,一般由专业厂家制作。

5. 汤羹类药膳

此类药膳是以肉、蛋、奶、海产品等原料为主,加入药物经煎煮而成的较稠厚的汤液。

6. 精汁类药膳

此类药膳是将药物原料用一定的方法提取、分离后制成的有效营养成分含量较高的液体。

7. 蜜饯类药膳

此类药膳是以植物的干、鲜果实或果皮为原料,经药液煎煮后,再附上适量的蜂蜜或白糖而制成。

8. 罐头类药膳

此类药膳是将药膳原料按制作罐头的工艺进行加工生产而成。

9. 糖果类药膳

此类药膳是将药物加入糖料熬炼成混合固体食品。

10. 饮料类药膳

此类药膳是将药物和食物浸泡和压榨后,再煎煮或蒸馏制成的一种专供饮用的液体。

三、按药膳作用分类

1. 保健强身类药膳

常用的保健强身类药膳有人参汤圆、十全大补汤、豆蔻馒头、茯苓包子等,具有保健强身、增强体质的功效,适用于体弱者或健康者平时食用。

2.抗老益寿类药膳

抗老益寿类药膳主要适宜于年老体弱者食用。由于老年人气血虚衰,需要食用药膳滋补。中西医结合研究认为,人体五脏虚损,特别是肾气虚、免疫功能降低,是导致衰弱的主要原因。针对这一情况,年老体弱者食用补五脏益肾气、提高免疫力的药膳,可达到抗衰老、延年益寿的目的。常用的抗老益寿类药膳有人参汤圆、归芪鸡汤、茯苓包子、枸杞酒、玉竹心子、首乌肝片、附子羊肉汤等。

3.治疗疾病类药膳

治疗疾病的药膳,主要是针对患者的具体情况采用相应的药膳进行治疗,尤其对慢性病患者最为适宜。这类药膳经过炮制烹调成美味佳肴,不仅可以充饥,还可以辅助治疗疾病,如糖尿病、冠心病、神经衰弱、高血压、水肿、结石病、痢疾、妇科病、慢性支气管炎等。常用的治疗疾病类药膳,按其功效又可分为以下几种。

(1)解表类:解表类药膳是用辛散药物与食物组成的药膳。它具有发汗、解肌透邪的作用,使病邪外出,以解除表证。它适用于感冒和外感病的初期。解表类药膳如药膳五神汤、姜糖饮等。

(2)泻下类:泻下类药膳是用泻下药物与食物组成的药膳。它具有通便消积、逐水活血的作用,适用于热结便秘、宿食停积、水饮留聚以及瘀血等里证。泻下类药膳如蜂蜜香油汤等。

(3)清热类:清热类药膳是用寒凉药物与食物组成的药膳。它具有清热解毒、止渴生津的作用,适用于热性病证。清热类药膳如银花露、七鲜汤等。

(4)祛寒类:祛寒类药膳是用辛温或辛热药物与食物组成的药膳。它具有振奋阳气、温散寒邪的功能,适用于各种虚寒病证。祛寒类药膳如附子羊肉汤、当归羊肉汤。

(5)祛湿类:祛湿类药膳是用温燥、苦寒或温通的药物与食物组成的药膳。它具有燥湿化浊、清热利湿、温阳化水的作用,适用于风湿和湿热所致的各种病证。祛湿类药膳如苡仁肘子、雪花鸡汤、三蛇酒等。

(6)消导化积类:消导化积类药膳是用消食导滞的药物与食物组成的药膳。它具有开胃健脾、消积化滞的作用,适用于消化不良、脾胃虚弱证。消导化积类药膳如山楂肉干、果仁排骨等。

(7)补益类:补益类药膳是用甘温或甘凉的药物与食物组成的药膳。它具有滋补强壮的作用,适用于虚弱证和正常人平时健身防病。补益类药膳如田七蒸鸡、十全大补汤、八宝鸡汤、归芪蒸鸡等。

(8)理气类:理气类药膳是用辛温通达药物与食物组成的药膳。它具有行气理气止痛的作用,适用于脘腹气滞所致的各种痛证。理气类药膳如陈皮鸡、丁香鸡、佛手酒等。

(9)理血类:理血类药膳是用辛甘温入血分的药物与食物组成的药膳。它具有养血理血、活血化瘀的作用,适用于月经不调、跌打损伤以及血虚、血瘀证。理血类药膳如田七蒸鸡、当归全鸡、妇科保健汤等。

（10）祛痰止咳类：祛痰止咳类药膳是用止咳祛痰的药物与食物组成的药膳。它具有止咳祛痰、润肺平喘的作用，适用于痰喘咳嗽的痛证。祛痰止咳类药膳如贝母雪梨、银耳羹等。

（11）熄风类：熄风类药膳是用滋阴潜阳的药物与食物组成的药膳。它具有熄风镇静、平肝潜阳的作用，适用于肝阳上亢、肝风内动以及血虚所致的眩晕。熄风类药膳如菊花肉片、天麻鱼头等。

（12）安神类：安神类药膳是用甘凉滋润的药物与食物组成的药膳。它具有养心安神、养血镇静的作用，适用于心血不足、心阴亏损的心悸、失眠等证。安神类药膳如枣仁粥、玉竹心子等。

第四章　药膳原料

药膳原料大致包括水果类、蔬菜类、粮食类、奶蛋类、肉类及中草药类等。这些药膳原料既是维持人体生存的需求品,也是促进人体健康的物质保障,具有协调阴阳、调理气血、调整脏腑、祛邪除病的功效。根据药食同源的原理,食物在性能的表达、功效的归纳、药理及注意事项上,可按原料的性味、归经、营养成分、功效、药理作用等方面来指导应用。

由于中草药类原料其本质是药物,且大多具有明显的寒、热、温、凉之性,个别中草药还有"小毒",故在炮制方法、配伍宜忌、用法用量、烹饪加工等方面均具有严格的要求。常人应对食物的性味、功效等进行了解,并在辨识体质或病证后辨证施膳。

第一节　水果类

水果是含水分较多的植物果实。水果多质柔而润,含有糖类、有机酸、芳香物质、色素和膳食纤维等营养成分,多具有补虚、养阴、生津、除烦、消食开胃、醒酒、润肠通便等作用。经常食用水果可以增进食欲、促进消化、维持肠道正常功能、丰富膳食的多样化,适用于病后体虚、津伤烦渴、食欲不振、肠燥便秘等。

苹果

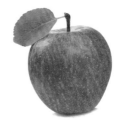

【资料来源】

《滇南本草》。

【异名】

平波、柰子、超凡子、天然子、频婆、频果。

【性味归经】

甘、酸,凉。归脾、胃、心经。

【成分】

果实含 L-苹果酸、延胡索酸、琥珀酸、丙酮酸。果皮含叶绿素 A、叶绿素 B、胡萝卜素等。

【功效】

益胃生津,健脾止泻,止渴,可治疗食后腹胀、饮酒过度等。

【作用】

(1)所含的多酚具有抗氧化、抗肿瘤活性。

（2）粗纤维和果胶有吸附胆固醇的功能，可降低血液中胆固醇含量，果胶还能促使人体肠道中的铅、汞、锰等有害元素的排泄；另外，苹果中的粗纤维可以调节人体血糖水平，预防血糖的骤升骤降。

（3）所含丰富的钾元素能促进体内钠盐的排出，具有降压的作用。

【用法用量】

鲜食，适量；或捣汁、熬膏食用。

注意事项

不宜多食，过量易致腹胀。

梨

【资料来源】

《名医别录》。

【异名】

果宗、蜜父、快果、玉乳。

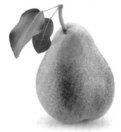

【性味归经】

甘、微酸，凉。归肺、胃经。

【成分】

主要含有苹果酸、枸橼酸等有机酸类，维生素 B_1、维生素 B_2、维生素 C 等维生素类，果糖、蔗糖、葡萄糖等糖类，以及脂肪、蛋白质等有机营养成分；亦含有钾、钠、钙、镁、硒、铁、锰等无机营养成分。含有多酚类、三萜类、甾醇类、多糖类、挥发油类及膳食纤维等具有保健功能的营养成分。

【功效】

止咳化痰，清热降火，清心除烦，润燥生津，解酒。

【作用】

（1）能减轻炎症早期出现的组织损伤，降低毛细血管通透性，从而减轻血管内液体营养成分和细胞营养成分渗出到组织间隙，起到较好的抗炎作用。

（2）有镇静、降压、保护神经干细胞损伤等作用。

（3）抗氧化、抗菌等作用。

【用法用量】

鲜食；或榨汁饮；或炖食，100～200 克。

注意事项

不宜多食，过食则伤脾胃，助阴湿。故脾胃虚寒、呕吐清水、大便溏泄、腹部冷痛、风寒咳嗽者及产妇等不宜食用。

桃子

【资料来源】

《日用本草》。

【异名】

桃实。

【性味归经】

甘、酸,温。归肺、大肠经。

【成分】

果实含有机酸,主要为苹果酸、枸橼酸和奎尼酸。总含糖量为每克29.8～100.3毫克(鲜重),其中有果糖、葡萄糖、蔗糖、木糖等。此外,还含有紫云英苷、多酚类、膳食纤维等营养成分。

【功效】

生津润肠,活血消积,益气血,润肤色。

【作用】

(1)现代医学实验表明,桃中含有较为丰富的铁元素,可参与人体血液的合成,长期食用桃可提高血液中血红蛋白的合成能力,因此,桃是缺铁性贫血患者的理想辅助治疗食品。

(2)含钾多钠少,具有一定的利水作用,适合水肿患者食用。

【用法用量】

鲜吃;或制成桃片、桃汁等。

注意事项

不宜长期食用,容易使人生内热。

橘

【资料来源】

《神农本草经》。

【异名】

黄橘、橘子。

【性味归经】

甘、酸,平。归肺、胃经。

【成分】

含有丰富的维生素 C、维生素 B_1、维生素 B_2、维生素 B_6、β-谷甾醇、胡萝卜素、叶酸、烟酸,还含有丰富的葡萄糖、果糖、蔗糖、苹果酸、枸橼酸以及少量蛋白质、脂肪。

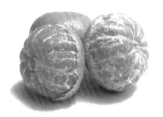

【功效】

生津润肺,理气化痰,开胃醒酒;橘饼:止嗽,止痢,疏肝解郁。

【作用】

(1)具有抗氧化,延缓衰老的功效。

(2)可防止血管破裂,降低毛细血管脆性和通透性。

(3)有预防感冒的作用,可增强机体的抗寒能力。

(4)对血压有双向调节作用。

【用法用量】

鲜食,适量;或用蜜煎;或制成橘饼。

注意事项

不可多食,阴虚燥咳及咯血、吐血者慎用。

石榴

【资料来源】

《滇南本草》。

【异名】

安石榴、丹若、金樱。

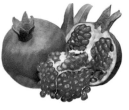

【性味归经】

甘、酸、涩,温。归脾、肺经。

【成分】

含丰富的维生素C,另含有糖类、蛋白质、脂肪、鞣酸、苹果酸、枸橼酸及钙、磷、钾等。

【功效】

镇咳化痰,涩肠止泻,止血。

【作用】

(1)石榴汁和石榴籽提取物的抗氧化能力是红酒和绿茶的2～3倍。长期服用石榴汁可抑制蛋白质和DNA的氧化损伤,降低氧化型谷胱甘肽水平,提高谷胱甘肽过氧化物酶、谷胱甘肽还原酶、超氧化物歧化酶和过氧化氢酶的活性。

(2)有抑制病原微生物、抗癌、抗辐射、改善代谢综合征等作用。

(3)具有解酒,治疗扁桃体炎、口腔炎等作用。

【用法用量】

10～30克,水煎服;或制成饮料;或酿酒造醋。

注意事项

多食易伤肺损齿;石榴果皮有毒,服用时必须注意。

柿子

【资料来源】

《滇南本草图说》。

【异名】

米果、猴枣。

【性味归经】

柿:甘、涩,凉。柿饼:甘、平,微温。柿霜:甘,凉。归心、肺、大肠经。

【成分】

含丰富的果糖、葡萄糖、蔗糖、维生素C、B族维生素、胡萝卜素及无机盐(磷、铁、钙、钾等)、果胶、胰蛋白酶、淀粉酶等。未成熟柿子含鞣质,其组成主要是花白苷。

【功效】

(1)鲜柿:清热润肺,生津止渴,解毒。

(2)柿饼:健脾,涩肠,消宿血,生津润燥,美白。

(3)柿霜:润肺止咳,生津利咽,止血。

【作用】

(1)具有降血脂和抗氧化的特性,从而起到抗动脉粥样硬化、预防心血管疾病的作用。

(2)有治疗慢性支气管炎、抗痉挛的作用。

(3)具有杀菌、止血、抗肿瘤、延缓衰老等作用。

【用法用量】

100～200克,鲜吃;或制成柿饼,炖食;或煎汤,内服。

注意事项

不宜多食,过则伤脾胃,助阴湿。脾胃虚寒、痰湿内盛、外感咳嗽、脾虚泄泻、疟疾者及产妇等不宜食用。

葡萄

【资料来源】

《神农本草经》。

【异名】

蒲陶、菩提子、草龙珠、琐琐葡萄。

【性味归经】

甘、酸,平。归肺、脾、肾经。

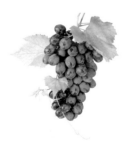

【成分】

含葡萄糖、果糖、蛋白质、维生素 C、维生素 B_1、维生素 B_2、烟酸、胡萝卜素、超过 10 种人体所需要的氨基酸及钙、磷、铁等微量元素。

【功效】

益气补血,强壮筋骨,补肝利胆,通利小便。

【作用】

(1)葡萄醇提取液能降低胃癌细胞株 NKM 和肝癌细胞株 Q_3 细胞存活率。

(2)红葡萄干水提取物对环磷酰胺所诱导的小鼠骨髓嗜多染红细胞微核形成有抑制作用;可抑制 Fe^{2+}-巯乙胺酸诱发大鼠肝微粒体丙二醛(MDA)的生成和过氧化叔丁醇所致大鼠红细胞 MDA 的生成。

(3)有抗病毒、抗菌、增强免疫力作用。

(4)所含的黄酮类化合物能降低血小板凝聚能力,改善心脑血管循环。

【用法用量】

鲜食,适量;煎汤,15～30 克;或加工成葡萄干、葡萄汁、葡萄酱、葡萄脯、葡萄罐头、葡萄酒等。

 注意事项

阴虚内热、胃肠实热或痰热内蕴者慎服。葡萄籽不可多食。

香蕉

【资料来源】

《本草纲目拾遗》。

【异名】

蕉果、蕉子、甘蕉。

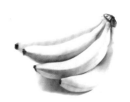

【性味归经】

甘,寒。归脾、胃、大肠经。

【成分】

含己糖、糖醛酸、多巴胺、去甲肾上腺素、蛋白质、枸橼酸等。

【功效】

清热解毒,润肺滑肠。

【作用】

(1)能抑制糖尿病模型大鼠的脂质过氧化状态,降低胃溃疡模型大鼠溃疡指数和过氧化脂质水平等。

(2)有预防心血管疾病、降低胆固醇、延缓衰老等作用。

【用法用量】

生食或炖熟,1～4枚。

香蕉性寒,含钠盐多,有明显水肿和需要禁盐的病人不宜多吃,慢性肾炎、高血压病、水肿患者尤应慎食;香蕉含糖量高,糖尿病病人应少食。

杏

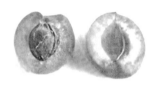

【资料来源】

《本草图经》。

【异名】

杏实。

【性味归经】

酸、甘,温,归肺、心经。

【成分】

含有枸橼酸、苹果酸、绿原酸、香草酸等有机酸,维生素 B_1、维生素 C、烟酸等维生素,β-胡萝卜素、少量 γ-胡萝卜素、番茄红素等天然色素,还含有槲皮素、槲皮苷、芦丁、金丝桃苷、山奈酚等黄酮类化合物及挥发性成分等。

【功效】

润肺定喘,生津止渴。

【作用】

(1)所含的苦杏仁苷及其类似物维生素 B_{17} 是极为有效的抗癌物质,对癌细胞具有杀灭作用,杏是含维生素 B_{17} 最多的果品。

(2)杏中含有的 β-胡萝卜素有阻止肿瘤形成和减少辐射的作用,还有明显的延缓衰老作用。

(3)成熟杏中含有较多的黄酮类化合物,能预防心脏病。

【用法用量】

6～12克,水煎服,或生食,或晒干为脯。

不宜多食。

第四章 药膳原料

草莓

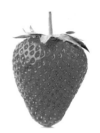

【资料来源】

《台湾药用植物志》。

【异名】

凤梨草莓、荷兰草莓。

【性味归经】

甘、微酸,凉。归脾、胃经。

【成分】

含有蛋白质、多种糖类、膳食纤维、鞣花酸、右旋儿茶素、枸橼酸、苹果酸、果胶、胡萝卜素、维生素 B_1、维生素 B_2、维生素 C、烟酸,以及丰富的无机盐(钙、磷、铁、锰、钾等)。

【功效】

润肺生津止咳,祛暑解热,健脾和胃,利尿消肿。

【作用】

(1)所含的鞣花酸可以抑制多种化学致癌物,如环芳香族碳氢化合物、N-亚硝胺、黄曲霉素、芳香胺等诱导的癌症。

(2)所含的维生素 C 能软化血管,改善血液循环。

(3)所含的有机酸和果胶类物质可以分解食物中的脂肪,增加食欲,促进机体消化液的分泌,并能促进胃肠蠕动,改善排泄功能。

(4)有利于人体的胆固醇和有害重金属的排出,同时也有利于预防痔疮发生。

【用法用量】

鲜食,适量。

注意事项

一般人群均可食用;痰湿内盛、肠滑腹泻、尿路结石和肾功能不佳者不宜多食。

樱桃

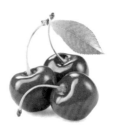

【资料来源】

《吴普本草》。

【异名】

莺桃、含樱、朱樱、樱珠、山朱樱、朱果。

【性味归经】

甘、酸,温。归脾、肾经。

【成分】

含铁量居水果之首,比苹果和梨高 20～30 倍;胡萝卜素又比葡萄、苹果高4～5倍,还含有蛋白质、糖、枸橼酸、酒石酸、维生素 C、维生素 B_1、烟酸及磷等。

【功效】

调中补气,益肾健脾,生津止渴,祛风湿,止泻。

【作用】

(1)通过抑制环氧酶-1 和环氧酶-2,发挥抗炎镇痛作用。

(2)通过降血脂,保护低密度脂蛋白(LDL)免受氧化损伤,和花色苷形成相互补充的作用,可以减少动脉硬化的发生概率,预防心血管疾病。

(3)有调节睡眠、清除自由基、抗癌、抗氧化、延缓衰老等作用。

【用法用量】

水煎服,30～150 克;或浸酒。

注意事项

樱桃性温热,有溃疡症状者、热性病患者及虚热咳嗽者忌食;樱桃核仁含氰苷,水解后会产生氢氰酸,药用时应小心中毒;糖尿病患者忌食;高钾血症者慎食。

菠萝

【资料来源】

《岭南杂记》。

【异名】

番梨、风梨、地菠萝、草菠萝、露兜子。

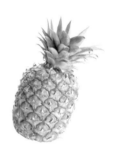

【性味归经】

甘、微酸,平。归胃、肾经。

【成分】

含多种有机酸、糖类、氨基酸、维生素等,还含有菠萝蛋白酶。

【功效】

健胃消食,补脾止泻,祛暑解渴,醒酒益气。

【作用】

(1)菠萝蛋白酶能抑制肿瘤细胞的生长,促进抗生素和抗癌药物在体内的传输。

(2)能抑制血小板聚集引起的心脏病发作,缓解心绞痛症状,加速纤维蛋白原的分解。

(3)能有效地治疗炎症和水肿,并能治疗腹泻。

第四章 药膳原料

【用法用量】

生食或绞汁服,适量。

注意事项

由于菠萝中含有对口腔黏膜有刺激作用的苷类物质,因此应将果皮和果刺修净,将果肉切成块状,食用前在稀盐水或糖水中浸渍。

柠檬

【资料来源】

《岭南采药录》。

【异名】

柠果、宜母果、黎檬子、里木子、黎檬干、宜母子。

【性味归经】

甘、酸,凉。归胃、肺经。

【成分】

果实含柠檬苦素、枸橼酸、咖啡酸等;果皮含橙皮苷、β-谷甾醇、γ-谷甾醇、香叶木苷、柚皮苷、新橙皮苷、咖啡酸等;种子含黄柏酮、柠檬苦素。

【功效】

生津止渴,祛暑,和胃安胎,消食化痰。

【作用】

(1)柠檬提取物对变形链球菌葡糖基转移酶和细胞外多糖的合成具有抑制作用,可抑制变形链球菌蔗糖酶活性、变形链球菌乳酸脱氢酶活性,影响糖代谢产酸能力。

(2)咖啡酸有收缩、增固毛细血管,降低通透性,提高凝血功能及血小板数量的止血作用。

(3)柠檬甲醇提取物、乙醇提取物具有良好的清除自由基、抗氧化作用。

【用法用量】

绞汁饮或生食,适量。

注意事项

胃酸过多者忌食。

甜瓜

【资料来源】

《开宝本草》。

【异名】

香瓜、甘瓜、果瓜、熟瓜。

【性味归经】

甘,寒。归心、胃经。

【成分】

含有球蛋白、酶类、碳水化合物、脂肪、B族维生素、维生素C、β-胡萝卜素、枸橼酸以及钙、磷、铁、钾等。

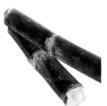

【功效】

清暑热,解烦渴,利小便;瓜子:化瘀散结,生津润燥,驱虫等。

【作用】

(1)甜瓜提取物在体外可以抑制腹腔巨噬细胞产生超氧阴离子,在IgG_1抗原-抗体复合物刺激下还可诱导巨噬细胞产生IL-10,这与提取物富含超氧化物歧化酶有关。

(2)甜瓜水提取物含有腺苷,能抑制胶原、肾上腺素、二磷酸腺苷(ADP)等诱导的血小板聚集。

(3)含有的一些酶类可将不溶性蛋白质转化为可溶性蛋白质,有助于肾病患者营养的吸收。

【用法用量】

生食,适量;或煎汤;或研末。

注意事项

其性寒凉,脾胃虚寒、腹胀便溏者忌食。

甘蔗

【资料来源】

《名医别录》。

【异名】

蔗、竿蔗、糖梗、薯蔗、干蔗。

【性味归经】

甘,凉。归肺、脾、胃经。

【成分】

含天冬酰胺、天冬氨酸、γ-氨基丁酸等多种氨基酸和甲基延胡索酸、延胡索酸、苹果

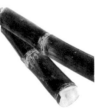

酸、枸橼酸等有机酸。蔗茎含维生素 B_1、维生素 B_2、维生素 B_6 和维生素 C,还含有钙、磷、铁等无机盐及蔗糖、果糖和葡萄糖。

【功效】

清热生津,润燥和中,解毒醒酒。

【作用】

(1)提高免疫器官重量,增强巨噬细胞的吞噬功能,促进 IgM 合成。

(2)有抗菌、抗氧化作用。

(3)霉变甘蔗可引起中毒,主要毒性物质是节菱孢霉菌产生的 3-硝基丙酸,可引起中毒性脑病。

【用法用量】

30~90 克,煎汤;或榨汁饮。

注意事项

脾胃虚寒者慎食。

西 瓜

【资料来源】

《日用本草》。

【异名】

寒瓜。

【性味归经】

甘,寒。归心、胃、膀胱经。

【成分】

含果糖、葡萄糖、蔗糖、维生素 B_2、维生素 C、β-胡萝卜素、γ-胡萝卜素、番茄红素、六氢番茄烃及以钾盐为主的盐类等。

【功效】

清热解暑,除烦止渴,利小便。

【作用】

(1)所含番茄红素具有抗氧化、清除自由基、预防肿瘤和心脑血管疾病等作用。

(2)所含瓜氨酸可增加流入阴茎海绵体的血液量,以及促进血管内释放出一氧化氮,起到增强男性性功能的作用。

【用法用量】

鲜食,适量。

注意事项

中寒湿盛者禁食。

猕猴桃

【资料来源】

《开宝本草》。

【异名】

猕猴梨、猴仔梨、藤梨、木子、羊桃、阳桃。

【性味归经】

酸、甘,寒。归胃、肝、肾经。

【成分】

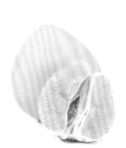

含蛋白酶、游离氨基酸、糖、有机酸、B族维生素、维生素 C、鞣质、生物碱、蒽醌类、挥发性烯醇类等。

【功效】

清热除烦,生津止渴,润燥,调理中气,通淋。

【作用】

(1)具有防癌、抗突变作用。

(2)能阻断二甲基亚硝胺的合成,抑制亚硝酸钠引起的小鼠肝脏脂质过氧化物水平升高。

(3)具有抗氧化、延缓衰老、抗疲劳、降血脂、保护肝脏、抗病毒、抗炎等作用。

(4)有促进排铅和润肠通便的作用。

【用法用量】

鲜食,适量;或水煎服,30～60 克;或榨汁饮。

注意事项

脾胃虚寒者慎食。

柚

【资料来源】

《本草经集注》。

【异名】

柚子、雷柚、胡柑。

【性味归经】

甘、酸,寒。入脾、胃、肺经。

【成分】

含柚皮素等黄酮类化合物、诺米林等柠檬苦素类成分,含丰富的糖类、维生素 C、挥发油、微量元素、B族维生素等。

【功效】

消食和胃,健脾,止咳,解酒。

【作用】

(1)所含的柚皮素具有保肝作用,能降低小鼠血清中ALT、AST的活性,显著降低四氯化碳诱导的肝细胞中毒、肝大及肝脂肪积累。

(2)所含的柚皮素显著抑制大鼠醛糖还原酶的活性,可以治疗糖尿病。

(3)所含的诺米林有抗肿瘤作用。

【用法用量】

鲜食,适量。

注意事项

脾胃虚寒者慎食。

芒果

【资料来源】

《岭南采药录》。

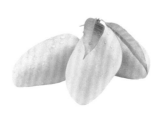

【异名】

亡果、望果、庵罗果、香盖。

【性味归经】

甘、酸,微寒。归肺、胃经。

【成分】

鲜果中含维生素B_1、维生素B_2、叶酸、维生素C、胡萝卜素、内消旋肌醇、葡萄糖等,还含有芒果酮酸、异芒果酮酸、阿波酮酸、没食子酸、槲皮素、芒果苷等。芒果干含酒石酸、枸橼酸、草酸、葡萄糖等。

【功效】

益胃生津,止呕,止咳。

【作用】

(1)所含的黄酮有良好的抗氧化作用,具有较高的抑制脂质过氧化能力和清除自由基能力。

(2)具有止咳平喘祛痰、免疫抗炎镇痛、保肝利胆、抗脂质过氧化、抗癌、抗糖尿病、抗菌、抗病毒等多种药理作用。

【用法用量】

鲜食,适量;或制成芒果干。

饱餐后禁食,过敏体质者不宜食用。

荔枝

【资料来源】

《食疗本草》。

【异名】

丹荔、离支、火山荔、荔支、离枝、丽枝。

【性味归经】

甘、酸,温。归肝、脾经。

【成分】

果肉含葡萄糖、蔗糖、蛋白质、脂肪、维生素 B_1、维生素 B_2、叶酸、维生素 C、胡萝卜素、钙、磷、铁等;另含一定量的游离精氨酸和色氨酸。

【功效】

养血健脾,行气消肿。

【作用】

(1)荔枝、荔枝核及其活性营养成分能阻断亚硝胺合成、清除亚硝酸根离子、抗氧化、清除自由基,以及抑制乙肝表面抗原和 e 抗原等的生物活性作用。

(2)有抗炎、镇痛、退热、对抗免疫性和急性肝损伤、调节血脂作用。

【用法用量】

内服:煎汤5～10枚;或烧存性研末;或浸酒。外用:适量,捣烂敷;或烧存性研末敷。

阴虚火旺者慎食。

无花果

【资料来源】

《救荒本草》。

【异名】

蜜果、映日果、奶浆果、挣桃、文仙果。

【性味归经】

甘,凉。归肺、胃、大肠经。

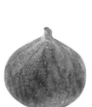

第四章 药膳原料

【成分】

果实含有枸橼酸、延胡索酸、B族维生素、无花果蛋白酶、γ-胡萝卜素等。有研究表明从无花果中分离出了补骨脂素、香柠檬酯等。

【功效】

清热生津利咽,健脾开胃清肠,解毒消肿。

【作用】

(1)未成熟果实的汁液能抑制大鼠移植性肉瘤、小鼠自发性乳腺癌等。

(2)无花果水提取物对家兔、猫有降压作用。

(3)便秘时,无花果可作为食物性轻泻剂。

【用法用量】

水煎服,9～15克,大剂量可用至30～60克;或生食鲜果,1～2枚。

注意事项

如空腹食之过多,可形成胃石症,故不宜多食。

山楂

【资料来源】

《神农本草经》。

【异名】

胭脂果、红果、山里红果、北山楂、东山楂。

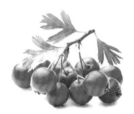

【性味归经】

酸、甘,微温。归脾、胃、肝经。

【成分】

含槲皮素、金丝桃苷、绿原酸、枸橼酸等。

【功效】

消食健胃,化痰消滞,活血散瘀,行气止痛。

【作用】

(1)有增加冠脉血流量、扩张血管及抗心律失常的作用。

(2)有明显的降血脂和减轻动脉粥样硬化病变的作用。

(3)对志贺痢疾杆菌、福氏痢疾杆菌、宋氏痢疾杆菌、变形杆菌、大肠杆菌、溶血性链球菌、绿脓杆菌、白喉杆菌、金黄色葡萄球菌等均有较强的抑菌活性。

(4)可增加胃中的酶类及胃液的分泌量,促进消化。另有镇静作用。

【用法用量】

3～10克,水煎服;或归丸、散。焦山楂消食导滞作用强,用于肉食积滞、胃脘胀满、泻痢腹痛。

脾胃虚而无积滞者不宜食用,孕妇慎食。

桑葚

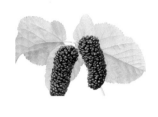

【资料来源】

《新修本草》。

【异名】

葚、乌椹、桑实、黑椹、桑枣。

【性味归经】

甘、酸,寒。归肝、肾经。

【成分】

果含糖、鞣酸、苹果酸、维生素 B_1、维生素 B_2、维生素 C 及胡萝卜素。桑葚油的脂肪酸主要由亚油酸和少量硬脂酸、油酸等组成。

【功效】

滋阴养血,补肝益肾,生津润肠。

【作用】

(1)能促进 T 淋巴细胞成熟,增加氢化可的松诱导的免疫功能低下小鼠体重、脾脏和胸腺重量、血清碳粒廓清速率及血清溶血素水平。

(2)具有促进睡眠、延缓衰老、降低血脂、预防动脉粥样硬化等作用。

【用法用量】

生食,适量;或加蜜熬膏,浸酒用。

因其有滋阴生津润肠之力,故脾胃虚寒而大便溏者忌食。

罗汉果

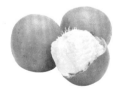

【资料来源】

《岭南采药录》。

【异名】

拉汉果、假苦瓜、光果木鳖。

【性味归经】

甘,凉。归肺、脾经。

第四章 药膳原料

【成分】

果中含罗汉果苷Ⅴ、罗汉果苷Ⅵ、罗汉果酸甲、罗汉果酸乙、罗汉果新苷等三萜苷类。种仁含油脂、亚油酸、油酸、棕榈酸、肉豆蔻酸等。

【功效】

清热润肺,生津止渴,润肠通便。

【作用】

(1)所含罗汉果甜苷对小鼠急性肝损伤、免疫性肝损伤及大鼠慢性肝损伤有保护作用,能有效降低血清中 ALT、AST 活性,显著减轻肝组织病理变化程度。

(2)对氨水或二氧化硫诱发的小鼠咳嗽有明显的抑制作用,可增加小鼠气管酚红分泌量和大鼠气管排痰量。

(3)有降脂、降糖、抗凝血、抗肿瘤、抑菌等作用。

【用法用量】

10～30 克,水煎服;或单用加蜂蜜泡服;或做成年糕、糖果、饼干等。

注意事项

脾胃虚寒者慎服。肺寒及外感咳嗽者忌用。

第二节　蔬菜类

蔬菜,是可作为副食品的草本植物的总称。《尔雅》云:"凡草菜可食者,通名为蔬。"《辞海》称"菜"为"蔬类植物的总称"。

蔬菜在我国人民膳食中的食物构成比为 33.7%,是膳食的重要组成部分。蔬菜类食物具有和中健脾、消食开胃、清热生津、通利二便的作用,适用于脾胃健运功能失常所致食少、食积、胀满、四肢倦怠等症。大多数蔬菜(如苦瓜、芹菜、藕等)性寒凉,以清热除烦、通利二便、化痰止咳等功能为多见;少数蔬菜(如辣椒等)性温热,能起到温中散寒、开胃消食的作用。新鲜的蔬菜水分含量大(约达 90% 以上),碳水化合物、无机盐和维生素的含量丰富,而蛋白质和脂类的含量却很低。蔬菜的最终代谢产物呈碱性,可保持人体内的酸碱平衡,使血液的 pH 值稳定在 7.35～7.45。

黄瓜

【资料来源】

《本草拾遗》。

【异名】

刺瓜、胡瓜、王瓜。

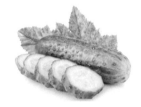

【性味归经】

甘,凉。归肺、脾、胃经。

【成分】

含苷类成分、糖类成分、咖啡酸等。黄瓜头部的苦味成分是葫芦苦素 A、葫芦苦素 B、葫芦苦素 C、葫芦苦素 D。

【功效】

清热,利水,解毒。

【作用】

(1)有抑制糖类物质转化为脂肪的作用,有助于减肥。

(2)有促进胃肠蠕动,加速体内腐败物质的排泄,并有降低胆固醇的作用。

(3)有抗肿瘤、抗衰老和美容等作用。

【用法用量】

内服:煮熟或生啖;或绞汁服,10～50克。外用:适量,生擦或捣汁涂。

注意事项

中寒吐泻及病后体弱者禁食。

南瓜

【资料来源】

《滇南本草》。

【异名】

倭瓜、番瓜、阴瓜、金冬瓜、北瓜。

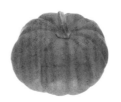

【性味归经】

甘,平。归肺、脾、胃经。

【成分】

B 族维生素、维生素 C、葡萄糖、蔗糖、戊聚糖、甘露醇、α-胡萝卜素、β-胡萝卜素等。

【功效】

解毒消肿。

【作用】

(1)能增强胰岛素受体的敏感性,促进胰岛素的分泌,抑制葡萄糖的吸收,降低血糖。

(2)所含的果糖能与人体内多余的胆固醇结合,起到降血脂作用。

(3)含的果胶有很好的吸附性,能黏附、消除体内毒素,起到解毒作用。

【用法用量】

内服:适量,蒸煮或生捣汁。外用:适量,捣敷。

气滞湿阻者禁食。

冬瓜

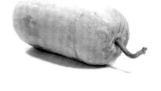

【资料来源】

《本草经集注》。

【异名】

白瓜、白冬瓜、东瓜、地芝、枕瓜、水芝。

【性味归经】

甘、淡，微寒。归肺、大肠、小肠、膀胱经。

【成分】

含蛋白质、糖、粗纤维、钙、磷、铁、胡萝卜素、硫胺素、核黄素、烟酸、维生素 C、B 族维生素等。

【功效】

利尿，清热，化痰，生津，解毒。

【作用】

(1)有助于新陈代谢，可加快人体消耗热量的速度。

(2)能除去人体内多余的水分及脂肪，有助于减肥。

(3)可减缓糖类吸收，对缓解糖尿病有益处。

【用法用量】

内服：煎汤 60～120 克；或煨熟；或捣汁。外用：适量，捣敷；或煎水洗。

脾胃虚寒者不宜过食。

丝瓜

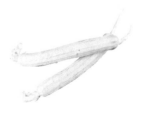

【资料来源】

《救荒本草》。

【异名】

天吊瓜、绵瓜、布瓜、菜瓜、天罗瓜。

【性味归经】

甘，凉。归肺、肝、胃、大肠经。

【成分】

　　果实含三萜皂苷、木聚糖、丙二酸、枸橼酸、甲氨甲酸萘酯、瓜氨酸等。此外,在丝瓜组织培养液中提取到了一种具有抗过敏作用的活性物质——泻根醇酸。

【功效】

　　清热化痰,凉血解毒。

【作用】

　　(1)丝瓜组织培养细胞中的泻根醇酸有抗过敏的作用。

　　(2)木聚糖能结合大量水分,增加消化道内容物的体积,延长食糜在肠道停留的时间,延缓食物中碳水化合物的摄取,利于血糖控制。

　　(3)维生素含量高,有利于小儿大脑发育及中老年人大脑健康,还具有美肤抗衰的功效。

【用法用量】

　　内服:煎汤,9～15克,鲜品60～120克;或烧存性为散,每次3～9克。外用:适量,捣汁涂,或捣敷,或研末调敷。

注意事项

　　脾胃虚寒或肾阳虚弱者不宜多食。

苦瓜

【资料来源】

　　《滇南本草》。

【异名】

　　凉瓜、锦荔枝、癞葡萄、红姑娘、癞瓜。

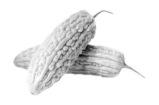

【性味归经】

　　苦,寒。归心、脾、肺经。

【成分】

　　含苦瓜混苷、多种氨基酸、半乳糖醛酸、果胶;还含类脂,其中的脂肪酸为棕榈酸、硬脂酸、油酸、亚油酸、亚麻酸、桐酸。

【功效】

　　祛暑涤热,明目,解毒。

【作用】

　　(1)苦瓜苷有类胰岛素作用,还有刺激胰岛素释放的功能。

　　(2)苦瓜水提取物具有抗病毒、抗肿瘤、提高机体免疫力的作用。

（3）有助于加速伤口愈合，多食有助于皮肤细嫩柔滑。

【用法用量】

内服：煎汤，6～15克，鲜品，30～60克；或煅存性研末。外用：适量，鲜品捣敷，或取汁涂。

❀注意事项❀

脾胃虚寒者慎食。

茄子

【资料来源】

《本草拾遗》。

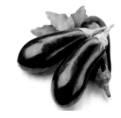

【异名】

白茄、紫茄、落苏、昆仑瓜、黄茄。

【性味归经】

甘，凉。归脾、胃、大肠经。

【成分】

含胡芦巴碱、水苏碱、胆碱、茄碱等多种生物碱，7种必需氨基酸，另还含有苹果酸和少量枸橼酸。果皮含色素茄色苷、紫苏苷以及飞燕草素－3－葡萄糖苷、飞燕草素－3－5－葡萄糖苷等。

【功效】

清热，活血，消肿。

【作用】

（1）有防止毛细血管破裂、硬化及预防高血压的作用。

（2）能降低人和兔的胆固醇，并有利尿作用。

（3）所含的茄碱对小鼠H22腹水癌细胞、胃癌、肺癌、子宫颈癌的抑制率达80％。

【用法用量】

内服：煎汤，15～30克。外用：适量，捣敷。

❀注意事项❀

茄子性寒，食时往往配以温热的葱、姜、蒜、胡荽等。体质虚冷、慢性腹泻者不宜多食。

番茄

【资料来源】

《植物名实图考》。

【异名】

西红柿、洋柿子、番柿、小金瓜。

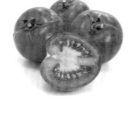

【性味归经】

酸、甘,微寒。归肝、脾、胃经。

【成分】

含蛋白质、脂肪、碳水化合物、粗纤维、灰分、钙、铁、磷、钠、镁、钾、胡萝卜素、维生素 A、维生素 B_1、维生素 B_2、维生素 C、烟酸,还含苹果酸、柠檬酸、腺嘌呤、胡芦巴碱、胆碱和少量番茄碱。

【功效】

生津止渴,健胃消食。

【作用】

(1)所含柠檬酸和苹果酸能促进唾液和胃液的分泌,帮助消化。

(2)所含谷胱甘肽具有抗癌功能,并可使皮肤色素减退和消失,防止细胞老化,故有延缓衰老和美容的作用。

(3)可降低实验性高胆固醇血症的血胆固醇水产,可使猫的血压降低、平滑肌兴奋。

(4)具有抗真菌和抗炎的作用。

【用法用量】

煎汤或生食,1～2 个。

注意事项

番茄性寒,素有胃寒者忌食生冷番茄。

辣椒

【资料来源】

《植物名实图考》。

【异名】

辣子、番椒、辣茄、海椒、牛角椒。

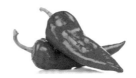

【性味归经】

辛,热。归脾、胃经。

【成分】

含辣椒碱类成分,主要有辣椒碱、二氢辣椒碱、去甲双氢辣椒碱、高辣椒碱、高二氢辣椒碱、壬酰香草胺、辛酰香草酰胺;色素为隐黄质、辣椒红素、微量辣椒玉红素、胡萝卜素;此外,还含维生素C、柠檬酸、酒石酸、苹果酸等。

【功效】

温中散寒,下气消食。

【作用】

(1)能增加唾液分泌及淀粉酶活性,小剂量可作为健胃剂,大剂量则对胃有损害。

(2)对癌症具有双重效应,食入过多可引起癌症,少量食用又有预防癌症的作用。

(3)能扩张局部血管,促进血液循环,并刺激感觉神经末梢,产生温暖感。

【用法用量】

内服:入丸、散,1～3克。外用:适量,煎水熏洗或捣敷。

注意事项

阴虚火旺及诸出血者禁服。

胡萝卜

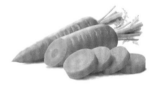

【资料来源】

《绍兴本草》。

【异名】

红萝卜、黄萝卜、胡芦菔、红芦菔、金笋。

【性味归经】

甘、辛,平。归脾、肝、肺经。

【成分】

根含多种类胡萝卜素、维生素B$_1$、维生素B$_2$、花色素、糖、脂肪油、挥发油、伞形花内酯等。挥发油的含量随生长而减少,胡萝卜素含量则随生长而增多。

【功效】

健脾和中,补肝明目,化痰止咳,清热解毒。

【作用】

(1)具有降血糖、血脂、血压、胆固醇,抗癌、防癌、抗氧化作用。

(2)可以预防便秘、美容养颜。

(3)促进儿童生长发育,增强免疫力。

【用法用量】

内服:煎汤,30～120克;或生吃;或捣汁;或煮食。外用:适量,煮熟捣烂敷;或切片烧热敷。

胡萝卜忌与过多的醋酸同食,否则容易破坏其中的胡萝卜素。胡萝卜素为脂溶性维生素,大量食用会贮藏于人体内,导致皮肤发黄,停食两三个月后会自行消退。

萝卜

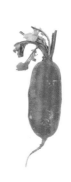

【资料来源】

《新修本草》。

【异名】

地灯笼、芦菔、寿星光。

【性味归经】

辛、甘,凉;煮熟甘、平。归脾、胃、大肠、肺经。

【成分】

根所含糖分主要是葡萄糖、蔗糖、果糖,还含有多种氨基酸、甲硫醇、维生素 C、锰、硼、莱菔苷。不含草酸,因此是钙的良好来源。

【功效】

消食,下气,化痰,止血,解渴,利尿。

【作用】

(1)醇提取物有抗革兰氏阳性细菌、抗真菌作用。

(2)对感染流感病毒小鼠有治疗作用。

【用法用量】

生食,捣汁饮,30～100 克;或煎汤、煮食。

注意事项

脾胃虚弱、大便溏薄者不宜多食、生食。

藕

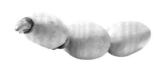

【资料来源】

《本草经集注》。

【异名】

光旁。

【性味归经】

甘,寒。归心、肝、脾、胃经。

【成分】

含淀粉、蛋白质、维生素C、儿茶酚、右旋没食子儿茶素、新氯原酸以及过氧化物酶。

【功效】

清热生津,凉血,散瘀,止血。

【作用】

(1)有较强的止血作用,对各种出血都有一定疗效。

(2)有抗鼻咽癌的作用。

【用法用量】

内服:生食,捣汁或煮食,适量。外用:适量,捣敷。

注意事项

生藕性偏凉,平素脾胃虚寒之人忌食生藕。煮熟食用时忌使用铁器。

旱芹

【资料来源】

《履巉岩本草》。

【异名】

芹菜、香芹、南芹菜、蒲芹、药芹、野芹。

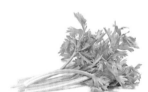

【性味归经】

甘、辛、微苦,凉。归肝、胃、肺经。

【成分】

含芹菜甲素、芹菜乙素、香柑内酯、挥发油、有机酸、胡萝卜素、维生素C、糖类等。

【功效】

平肝,清热,祛风,利水,止血,解毒。

【作用】

(1)芹菜甲素、芹菜乙素有抗实验动物惊厥和抗癫痫作用。

(2)芹菜醇提取物和粗提取物对大鼠、犬、兔均有温和、稳定的降压作用。

(3)能促进性兴奋,又可降低精子的生成起到避孕作用。

(4)全草压榨汁经处理后的片剂,对狗有利尿作用。

【用法用量】

内服:煎汤,9～15克;或绞汁;或入丸剂。外用:捣敷;或煎水浇。

注意事项

慢性腹泻者不宜多食。

菠菜

【资料来源】

《履巉岩本草》。

【异名】

波棱菜、红根菜、赤根菜、鹦鹉菜、甜菜、飞龙菜。

【性味归经】

甘,平。归肝、胃、大肠、小肠经。

【成分】

含蛋白质、脂肪、糖、粗纤维、灰分、钙、磷、镁、铁、胡萝卜素、维生素 B_1、维生素 B_2、维生素 B_{12}、烟酸、维生素 C、叶酸、类胡萝卜素、α-生育酚,另还含甾醇及其苷类和酯类、昆虫变态激素、氨基酸和有机酸。

【功效】

养血,止血,平肝,润燥。

【作用】

(1)有促进肠道蠕动,利于排便的作用。

(2)所含菠菜皂苷 A 及菠菜皂苷 B 有抗菌活性。

(3)镁在人体内的作用是将肌肉中的碳水化合物转化为可利用的能量,所以菠菜具有很好的缓解疲劳的作用。

【用法用量】

适量,煮食;或捣汁。

注意事项

体虚便溏者不宜多食。肾炎和肾结石患者不宜食用。

韭菜

【资料来源】

《滇南本草》。

【异名】

长生韭、起阳草、懒人草、壮阳草、扁菜。

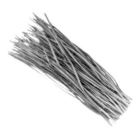

【性味归经】

辛,温。归肾、胃、肺、肝经。

【成分】

含硫化物、苷类、苦味质、类胡萝卜素、β-胡萝卜素、抗坏血酸、大蒜辣素、蒜氨酸、丙氨酸、谷氨酸、天冬氨酸、缬氨酸等。

【功效】

补肾,温中,行气,散瘀,解毒。

【作用】

（1）韭菜叶水溶性提取物有抗突变作用。

（2）韭菜叶研磨后的滤液,对阴道滴虫有杀灭作用。

（3）对离体子宫有兴奋作用。

【用法用量】

内服:捣汁,60～120 克;或煮粥,炒熟,做羹。外用:适量捣敷;煎水熏洗;热熨。

◆ 注意事项 ◆

阴虚内热及疮疡、目疾患者慎食。

莴苣

【资料来源】

《食疗本草》。

【异名】

莴笋、莴苣菜、千金菜、莴菜。

【性味归经】

苦、甘,凉。归胃、小肠经。

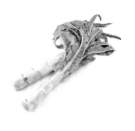

【成分】

含蛋白质、脂肪、碳水化合物、钙、磷、铁,还含有多种维生素。叶的营养价值更高,含钙、胡萝卜素、维生素 C。

【功效】

利尿,通乳,清热解毒。

【作用】

（1）莴苣汁对白念珠菌生长具有抑制作用。

（2）莴苣提取物对大鼠有保肝作用。

【用法用量】

内服:煎汤,30～60 克。外用:适量,捣敷。

◆ 注意事项 ◆

脾胃虚弱者慎服。本品多食会使人目糊,停食自复。

茼蒿

【资料来源】

《备急千金要方》。

【异名】

同蒿、茼蒿菜、蓬蒿、蓬蒿菜、菊花菜。

【性味归经】

辛、甘,凉。归心、脾、胃经。

【成分】

茎叶含黄酮类化合化,如槲皮素、芦丁等。地上部分含香豆素类、甾醇类。

【功效】

和脾胃,消痰饮,安心神。

【作用】

(1)具有补脑、防止记忆力减退的作用。

(2)有助于肠道蠕动,能促进排便。

(3)对大肠杆菌、枯草杆菌、伤寒杆菌、金黄色葡萄球菌、黏质沙雷菌等有中等程度的抗菌作用。

【用法用量】

煎汤,鲜品 60～90 克。

注意事项

泄泻者禁用。

洋葱

【资料来源】

《药材学》。

【异名】

洋葱头、玉葱、浑提葱。

【性味归经】

辛、甘,温。归肺经。

【成分】

鲜茎含有气味物质硫醇、二甲硫化物。蓓蕾、花粉、花药均含胡萝卜素。

【功效】

健胃理气,解毒杀虫,降血脂。

【作用】

（1）能抑制血浆胆固醇的升高，并使纤维蛋白溶解活性下降，故可用于动脉粥样硬化。

（2）有平喘与抗炎作用；所含的有机硫化物有抗肿瘤的作用。

（3）能提高动物胃肠道张力，使分泌增加，适用于肠无力症及非痢疾性肠炎。

（4）对金黄色葡萄球菌、白喉杆菌及滴虫等有杀灭作用；对四氧嘧啶及肾上腺素性高血糖具有降糖作用；对离体子宫有收缩作用。

【用法用量】

内服：做菜，生食或熟食，30～120克。外用：适量，捣敷或捣汁涂。

多食易目糊和发病，热病后不宜进食。患瘙痒性皮肤疾病者忌食。

马齿苋

【资料来源】

《本草经集注》。

【异名】

马齿菜、马苋、马齿草、耐旱菜、长寿菜。

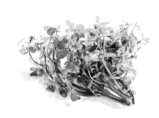

【性味归经】

酸，寒。归大肠、肝经。

【成分】

含大量去甲肾上腺素和多量钾盐，以及多巴胺、有机酸、多糖等。

【功效】

清热解毒，凉血止痢，除湿通淋。

【作用】

（1）对多种动物离体和在体子宫均有明显收缩作用，兴奋子宫的成分为无机钾盐，以氯化钾为主，主要存在于茎中；抑制子宫的成分为有机化合物，主要存在于叶中。

（2）马齿苋的甲醇、乙醚和水提取物有引起肌肉松弛的作用。

（3）马齿苋提取物在体外对痢疾杆菌、伤寒杆菌、绿脓杆菌和大肠杆菌等均有显著抗菌作用，对金黄色葡萄球菌也有一定抑制作用。

【用法用量】

煎汤或绞汁，10～15克；鲜品，30～60克。

脾虚便溏者及孕妇慎食。

蘑菇

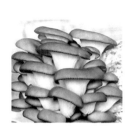

【资料来源】

《医学入门》。

【异名】

蘑菇草、蘑菰、麻菰、鸡足蘑菇、肉蕈。

【性味归经】

甘,平。归肠、胃、肺经。

【成分】

双孢蘑菇含挥发性成分3-辛酮和1-辛烯-3-醇,含异硫氰酸苄酯,无机元素有磷、钙、镁、钾、铜、锰、锑、锌、铁、汞及镉,还含磷脂、甘油酯、亚油酸及甾醇等化合物,并含有原维生素 D_2 等化合物。四孢蘑菇含蘑菇氨酸、维生素 D_2,含元素汞、铅、镉、铁、铜、锰、锌、钴、铬、镍、镁、钙、钠、钾、硒、磷、锑,含尿素、甲壳质和纤维素,并含蛋白质、非蛋白质氮、糖类、维生素 C 及无机物等。

【功效】

健脾开胃,平肝提神。

【作用】

(1)双孢蘑菇中的植物凝集素有抗肿瘤活性,水提取物能提高机体免疫功能,多糖有保肝作用。

(2)四孢蘑菇有抗菌、降血糖和抗肿瘤活性等作用。

【用法用量】

煎汤,6～9 克;鲜品,150～180 克。

注意事项

气滞者慎服;蘑菇性滑,便泄者慎食;禁食有毒野蘑菇。

香 菇

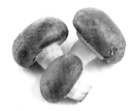

【资料来源】

《随息居饮食谱》。

【异名】

冬菇、香蕈、菊花菇。

【性味归经】

甘,平。归肝、胃经。

【成分】

含有挥发性物质、肽类化合物、氨基酸、核苷酸类化合物等,还含有多酚氧化酶、葡萄糖苷酶、葡萄糖淀粉酶。

【功效】

扶正补虚,健脾开胃,祛风透疹,化痰理气,解毒,抗癌。

【作用】

(1)调节机体免疫功能,具有抗肿瘤作用。

(2)具有抗病毒、抗肝炎、抗氧化、抗凝血等作用。

【用法用量】

煎汤,6～9克;鲜品,15～30克。

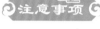 注意事项

脾胃寒湿气滞者禁服。

木耳

【资料来源】

《神农本草经》。

【异名】

黑木耳、蕈耳、木菌、树鸡、云耳。

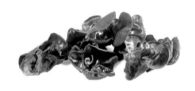

【性味归经】

甘,平。归肺、脾、大肠、肝经。

【成分】

含木耳多糖、麦角甾醇、黑刺菌素、氨基酸、蛋白质、脂肪、纤维素、胡萝卜素、维生素 A、维生素 B_1、维生素 B_2 及各种无机元素等。

【功效】

补气养血,润肺止咳,止血。

【作用】

(1)有抗凝血、升高白细胞、抗炎、抗溃疡、促进核酸合成等作用。

(2)有抗辐射、抗肿瘤、抗突变和抗菌等作用。

(3)降血糖、血脂,抗动脉粥样硬化。

(4)增强免疫力,延缓衰老。

【用法用量】

煎汤 3～10克;或炖汤;或烧存性研末。

注意事项

虚寒溏泻者慎服。

银耳

【资料来源】

《中医药学大辞典》。

【异名】

白木耳、白耳、白耳子。

【性味归经】

甘、淡,平。归肺、胃、肾经。

【成分】

含银耳子实体多糖(TP)、银耳孢子多糖(TSP)、多糖 TP - 1、糖蛋白 TP、细胞壁多糖、葡萄糖醛酸木糖甘露聚糖、中性多糖、酸性杂多聚糖 AC、酸性杂多聚糖 BC。

【功效】

滋补生津,润肺养胃。

【作用】

(1)有提高免疫力、延缓衰老、升高白细胞、促进造血功能等作用。

(2)有抗炎、抗突变、抗肿瘤、抗辐射、促进溃疡愈合等作用。

(3)有促进蛋白质和核酸生物合成及膜保护等作用。

(4)有降血脂、降血糖、抗凝血、抗血栓等作用。

【用法用量】

煎汤,3～10 克;或炖冰糖、肉类服。

注意事项

风寒咳嗽者及湿热酿痰致咳者禁食。

生姜

【资料来源】

《名医别录》。

【异名】

姜、鲜姜。

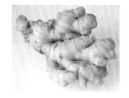

【性味归经】

辛,微温。归肺、脾、胃经。

【成分】

含挥发油、姜辣素、2 -哌啶酸,以及天冬氨酸、谷氨酸、丝氨酸等多种氨基酸。

【功效】

解表散寒,温中止呕,化痰止咳,解鱼蟹毒。

【作用】

(1)促进消化液分泌,保护胃黏膜,具有促进溃疡愈合、保肝利胆、镇痛、止吐作用。

(2)对伤寒杆菌、霍乱弧菌等均有不同程度的抑制作用。

【用法用量】

煎汤或绞汁,3～10克。

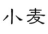

注意事项

本品助火伤阴,故实热及阴虚内热者忌服。

第三节　粮食类

中医常以"五谷"概称粮食原料。五谷,系稻、麦、高粱、谷子、豆类等粮食作物的总称,为我国人民的主食。南方人主食以大米为主,北方人以小麦为主。谷物富含糖类、蛋白质、B族维生素(特别是硫胺素和烟酸),含脂肪较低,无机盐也较少。谷物中少数性味偏凉(如荞麦、薏苡仁)或者偏温(如糯米),大多数性味甘平,能起到强身益气之功效,对病人需按其病情寒热虚实辨证选用。谷芽和麦芽是中医用于消食健脾的常用食物。

豆类品种繁多,根据其营养成分及含量,大致可以分为两类:一类是大豆,包括黄豆、青豆和黑豆;另一类是其他豆类,如蚕豆、豌豆、绿豆等。以豆类为原料生产的豆类食品称为豆制品。大豆的蛋白质含量为35％～40％,是植物性食品中含蛋白质最多的。大豆蛋白是优质蛋白,必需氨基酸组成除含硫氨基酸略偏低外,其他与动物蛋白相似,氨基酸组成接近人体需要,具有较高的营养价值。

小麦

【资料来源】

《名医别录》。

【异名】

淮小麦。

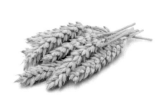

【性味归经】

甘,微寒。归心、脾、肾经。

【成分】

种子含淀粉、蛋白质、糖类、糊精、脂肪、粗纤维、少量谷甾醇、卵磷脂、尿囊素、精氨酸、淀粉酶、麦芽糖酶、蛋白酶及微量B族维生素等。麦胚含植物凝集素、甾体化合物。

【功效】

养心,益肾,除热,止渴。

【作用】

(1)小麦麸皮膳食纤维可抑制葡萄糖的吸收,降低血糖浓度。

(2)吸附肠道钠离子,降低胆固醇的吸收,防治高血压心脏病和动脉粥样硬化。

(3)对小鼠肝脏自发性脂质过氧化作用有明显的抑制效果,具有抗氧化、抑菌作用。

(4)增加大鼠盲肠内短链脂肪酸含量,降低盲肠内 pH 值,抑制结肠肠道腐生菌的生长,减少致癌物质生成。

【用法用量】

内服:煎汤,50～100 克;或煮粥。小麦面炒黄,温水调服。外用:适量,炒黑研末调敷。

注意事项

多食致壅气作渴,故气滞、口渴、湿热者宜少食。

大 麦

【资料来源】

《名医别录》。

【异名】

稞麦、䅟麦、牟麦、饭麦、赤膊麦。

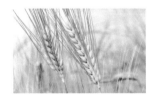

【性味归经】

甘,凉。归脾、肾经。

【成分】

含脂肪、蛋白质、碳水化合物、钙、磷、铁、B 族维生素等物质,还含淀粉酶、水解酶、蛋白分解酶等多种酶类。

【功效】

健脾和胃,宽肠,利水。

【作用】

(1)含有的麦黄酮、麦芽酚、麦角类化合物、β-葡聚糖等多种活性成分具有清除自由基、抗衰老、降血糖、降血脂、抗肿瘤、促孕、抑乳等功能。

(2)所含的尿囊素能促进化脓性创伤及顽固性溃疡愈合。

【用法用量】

内服:煎汤,30～60 克;或研末。外用:炒研调敷;或煎水洗。

注意事项

大麦性凉,故虚寒、大便溏薄者应少食或不食。

高梁

【资料来源】

《本草纲目》。

【异名】

藿粱、蜀黍、蜀秫、芦粟、黍、秫米。

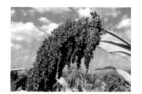

【性味归经】

甘、涩,温。归脾、胃、肺经。

【成分】

含碳水化合物、蛋白质、脂肪、磷、铁、钙及核黄素等。高粱幼芽、果实含对羟基扁桃腈-葡萄糖苷。

【功效】

健脾止泻,化痰安神。

【作用】

(1)富含的碳水化合物、蛋白质等具有营养。

(2)高粱米皮中的鞣酸等有收敛固脱作用。

【用法用量】

煎汤,30~60克;或研末。

注意事项

糖尿病患者忌食,大便燥结及便秘者应少食或不食。

荞麦

【资料来源】

《千金要方·食治》。

【异名】

花麦、花荞、甜荞、荞子、三角麦。

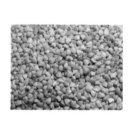

【性味归经】

甘、微酸,寒。归脾、胃、大肠经。

【成分】

瘦果中含水杨酸、4-羟基苯甲胺、N-亚水杨基水杨胺。种子含槲皮素、槲皮苷、金丝桃苷、芦丁、邻-和对-β-D-葡萄糖氧基苄基胺、油酸、亚麻酸、类胡萝卜素和叶绿素,三种胰蛋白酶抑制剂 TI_1、TI_2 和 TI_4。

【功效】

健脾消积,下气宽肠,解毒敛疮。

【作用】

(1)有降血压、降血脂作用。

(2)对胰蛋白酶和糜蛋白酶有一定抑制作用。

(3)荞麦花粉的水提取液具有和硫酸亚铁相似的抗缺铁性贫血作用。

【用法用量】

内服:入丸、散或制面食服。外用:适量,研末掺或调敷。

注意事项

不宜久服;脾胃虚寒者忌服;不可与平胃散及白矾同食。

玉蜀黍

【资料来源】

《滇南本草图说》。

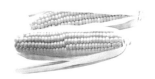

【异名】

玉高粱、玉米、苞粟、玉麦、珍珠米。

【性味归经】

甘,平。归胃、大肠经。

【成分】

含淀粉、脂肪油、生物碱类、维生素 K、维生素 B_1、维生素 B_2、维生素 B_6 及烟酸、泛酸、生物素等。

【功效】

调中开胃,利尿消肿。

【作用】

(1)有利尿、利胆、降血压、降血脂和降血糖等作用。

(2)对维生素 K 缺乏所致凝血功能障碍有治疗作用。

【用法用量】

煎汤,30～60克;煮食或磨成细粉做饼。

注意事项

脾胃虚弱者食后易腹泻。

糯米

【资料来源】

《备急千金方·食治》。

【异名】

稻米、江米、元米。

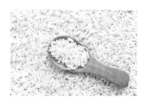

【性味归经】

甘,温。归脾、胃、肺经。

【成分】

含蛋白质、脂肪、糖类、磷、铁、钙、维生素 B_1、维生素 B_2、烟酸、多量淀粉等。

【功效】

补中益气,健脾止泻,缩尿,敛汗。

【作用】

(1)补充机体能量及 B 族维生素。

(2)有抗肿瘤作用。

【用法用量】

内服:煎汤,30～60 克;煮粥或入丸、散。外用:研末调敷。

注意事项

湿热痰火及脾滞者禁食。糯米黏腻,若做糕饼则更难消化,故婴幼儿、老年人和病后消化功能弱者忌食糯米糕饼。

粳米

【资料来源】

《名医别录》。

【异名】

白米、稻米、大米、粳粟米。

【性味归经】

甘,平。归脾、胃、肺经。

【成分】

含有淀粉、蛋白质、脂肪,少量维生素 B_1、维生素 B_2、维生素 B_6、维生素 E 等,还含有机酸、葡萄糖、果糖、麦芽糖、纤维素、钙、磷、铁及人体必需氨基酸等。

【功效】

调中和胃,渗湿止泻,除烦。

【作用】

(1)补充机体能量及 B 族维生素。

(2)所含膳食纤维可以促进肠道有益菌群增殖,可以预防便秘。

(3)增强机体免疫功能,有抗肿瘤作用。

【用法用量】

50~200 克,煎汤、煮饭、熬粥均可;亦可做成糕饼或将米煮熟后以文火烧成锅巴研粉用。

注意事项

粳米营养丰富,且营养大多存在于谷皮中,故平时不宜多食细粮,以免由于谷皮的丢失而减少无机盐和维生素的摄入。

粟米

【资料来源】

《名医别录》。

【异名】

小米、白粱粟、粢米、粟谷、籼粟。

【性味归经】

甘、咸,凉。归肾、脾、胃经。

陈粟米:苦,寒。

【成分】

脱壳种子和带壳种子的干品均含脂肪、蛋白质、灰分、淀粉、还原糖。

【功效】

和中,益肾,除热,解毒。

【作用】

(1)维生素 B_1 含量较高,有较好的维护神经功能的作用。

(2)粟米草乙醇提取物具有抗实验性心律失常作用。

(3)其茎含白瑞香苷,苷元有抗菌作用。

【用法用量】

内服:煎汤,15~30 克;或煮粥。外用:适量,研末敷;或熬汁涂。

注意事项

粟米不宜与杏仁同食,食则令人呕吐腹泻。

马铃薯

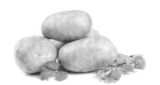

【资料来源】

《广西药用植物名录》。

【异名】

土豆、山药蛋、洋番薯、洋芋、薯仔。

【性味归经】

甘,平。归胃、大肠经。

【成分】

块根含生物碱糖苷、胡萝卜素类、多种氨基酸和多种有机酸。此外,还含丙烯酰胺、植物凝集素。

【功效】

益气健脾,调中和胃,消肿解毒。

【作用】

(1)含蛋白酶抑制物(POT Ⅱ),可增加缩胆囊素(CCK)释放,减少食物吸收。

(2)含组织蛋白酶 D 抑制剂,外用可使蛋白水解活性恢复正常,胶原生物合成加快。

(3)含大量的黏蛋白,可保持动脉血管的弹性,防止动脉粥样硬化过早发生。

(4)含维生素 C、B 族维生素,有抗衰老、抗氧化作用。

【用法用量】

内服:适量,煮食或煎汤。外用:适量,磨汁涂。

注意事项

脾胃虚寒易腹泻者应少食。发芽的马铃薯因含有大量茄碱,食用可致中毒。

番薯

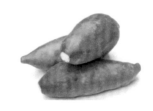

【资料来源】

《本草纲目拾遗》。

【异名】

红薯、甜薯、甘薯、红山药、朱薯。

【性味归经】

甘、平。归脾、肾经。

【成分】

含有并没食子酸和 3,5 -二咖啡酰奎宁酸。

【功效】

补中和血,益气生津,宽肠通便。

【作用】

(1)膳食纤维、B 族维生素可以促进肠胃蠕动,防止便秘。

(2)促进胆固醇排泄,防止动脉硬化。

(3)番薯热水提取物对眼晶体醛糖还原酶有较强的抑制作用。

【用法用量】

内服:适量,生食或煮食。外用:适量,捣敷。

注意事项

胃酸多者不宜多食。脾胃虚寒者不宜生食。

黄大豆

【资料来源】

《食鉴本草》。

【异名】

黄豆、大豆。

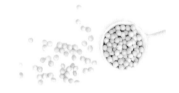

【性味归经】

甘,平。归脾、胃、大肠经。

【成分】

含蛋白质、脂肪、碳水化合物、钙、磷、铁、胡萝卜素、维生素 B_1、维生素 B_2 及烟酸,并含异黄酮类、皂苷、胆碱、叶酸、亚叶酸、泛酸和生物素等物质。

【功效】

健脾利水,宽中导滞,解毒消肿。

【作用】

(1)大豆皂苷具有抗氧化、降血脂、抗血栓、抗病毒、调节糖代谢等多种生物活性。

(2)含异黄酮,有类似雌激素样作用。

(3)大豆苷元具有神经保护作用。

【用法用量】

内服:煎汤,30～90 克;或研末。外用:捣敷;或炒焦研末调敷。

注意事项

　　黄大豆较难消化,不宜过量食用。生黄豆中的皂角素刺激胃肠道后会引起恶心、呕吐、腹泻,食后易中毒,需煮熟透后食用。

绿豆

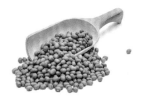

【资料来源】

　　《开宝本草》。

【异名】

　　青小豆。

【性味归经】

　　甘,寒。归心、肝、胃经。

【成分】

　　种子中含胡萝卜素、核黄素、蛋白质和糖类等。

【功效】

　　清热,消暑,利水,解毒。

【作用】

　　(1)有降血脂、抗动脉粥样硬化和抗肿瘤等作用。

　　(2)含胰蛋白酶抑制剂可以保护肝脏,减少蛋白分解,减少氮质血症,从而保护肾脏。

　　(3)有解毒、抗菌、抑菌、补充无机盐及维生素等作用。

【用法用量】

　　内服:煎汤,15～30克,大剂量可用120克。外用:研末调敷。

注意事项

　　药用不可去皮。脾胃虚寒滑泄者慎服。

黑大豆

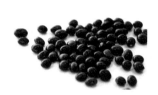

【资料来源】

　　《本草图经》。

【异名】

　　大豆、乌豆、黑豆。

【性味归经】

　　甘,平。归脾、肾经。

【成分】

含较丰富的蛋白质、脂肪和碳水化合物、胡萝卜素、维生素 B_1、维生素 B_2、烟酸,水解产物中含乙酰丙酸。

【功效】

健脾益肾,活血利水,祛风解毒。

【作用】

(1)有降血脂、减肥、抗动脉粥样硬化、扩张冠状动脉等作用。

(2)有抗氧化、抗衰老、抗肿瘤和抗病毒等作用。

(3)有保肝和抗脂肪肝等作用。

【用法用量】

内服:煎汤,9～30克;或入丸、散。外用:适量,研末掺;或煮汁涂。

注意事项

脾虚腹胀、肠滑泄泻者慎服。小儿不宜多食。

豌豆

【资料来源】

《绍兴本草》。

【异名】

雪豆、脾豆、荜豆、寒豆。

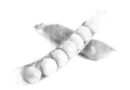

【性味归经】

甘,平。归脾、胃经。

【成分】

种子含植物凝集素、氨基酸、有机酸、糖、维生素 B_1、维生素 B_2 及胺类等。

【功效】

和中下气,通乳利水,解毒。

【作用】

(1)有增强抵抗力和抗癌防癌的作用。

(2)所含止权酸、赤霉素等有抗菌消炎、增强新陈代谢的功效。

(3)富含的粗纤维可以促进大肠蠕动,有清洁大肠的作用。

【用法用量】

内服:煎汤或煮食,60～125克。外用:适量,煎水洗;或研末调涂。

注意事项

豌豆性平,可安全食用。

豇豆

【资料来源】

《救荒本草》。

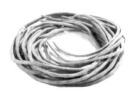

【异名】

豆角、饭豆、角豆、腰豆、裙带豆。

【性味归经】

甘、咸,平。归脾、肾经。

【成分】

种子含多种氨基酸,还含一种能抑制胰蛋白酶和糜蛋白酶的蛋白质。嫩豇豆和芽、种子含抗坏血酸。

【功效】

健脾利湿,补肾涩精。

【作用】

具有补充多种氨基酸等食疗作用。

【用法用量】

内服:煎汤,30～60克;或煮食;或研末,6～9克。外用:适量,捣敷。

❧ 注意事项 ❧

气滞便结者禁用。

蚕豆

【资料来源】

《救荒本草》。

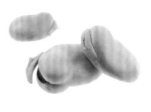

【异名】

佛豆、胡豆、南豆、罗汉豆。

【性味归经】

甘、微辛,平。归脾、胃经。

【成分】

含巢菜碱苷、蛋白质、磷脂、胆碱、哌啶-2-酸、植物凝集素、左旋多巴。

【功效】

健脾利水,解毒消肿。

【作用】

(1)有增强记忆力作用。

(2)左旋多巴能通过血脑屏障进入人脑,对震颤麻痹有一定作用。

(3)含巢菜碱苷,可使体内缺乏葡萄糖-6-磷酸脱氢酶者发生溶血而引起蚕豆病发作。

【用法用量】

内服:煎汤,30～60克;或研末食用。外用:适量,捣敷;或烧灰敷。

注意事项

不宜过量食用,过量易致食积腹胀。对本品过敏者禁食。

第四节　肉类

肉类,是指动物的皮下组织及肌肉,可以食用。其富含大量的蛋白质和脂肪,还含有少量卵磷脂、胆固醇、游离脂肪酸及脂溶性色素。肉类含蛋白质丰富,一般在 $10\%～20\%$;所含蛋白质是优质蛋白质,含有的必需氨基酸不仅全面、数量多,而且比例恰当,接近于人体的蛋白质,容易被消化吸收。瘦肉比肥肉含蛋白质多。

在肉类食物中,人食用得最多的是畜肉类和禽肉类两种。禽肉类是指人工饲养或野生鸟类食物,常食用的禽肉有鸡、鸭、鹅等的肌肉、内脏及其制品。其性味以甘、平为多,其次是温。甘平益气,甘温助阳,甘淡渗湿通利。畜肉类多指人工饲养的牲畜动物如牛、羊、猪、兔等的肉及脏器。其性味以甘咸、温为多。甘能补益,助阳益气,温以祛寒。

鸡肉

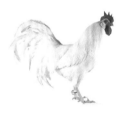

【资料来源】

《神农本草经》。

【异名】

丹雄鸡。

【性味归经】

甘,温。归脾、胃经。

【成分】

含蛋白质、脂肪、灰分、钙、铁、磷、硫胺素、核黄素、烟酸等。

【功效】

温中益气,补精填髓。

【作用】

(1)鸡胆汁具有解热镇痛及抗惊厥的药理作用。

（2）鸡蛋壳具有止血、制酸的药理作用。

【用法用量】

煮食或炖汁，适量。

注意事项

实证、邪毒未清者慎食。

鸭肉

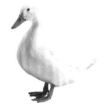

【资料来源】

《名医别录》。

【异名】

鹜肉。

【性味归经】

甘、微咸，平。归肺、脾、肾经。

【成分】

含蛋白质、脂肪、碳水化合物、灰分、钙、磷、铁、维生素 B_1、维生素 B_2、烟酸等。

【功效】

补气益阴，利水消肿。

【用法用量】

煨烂熟，适量。

注意事项

外感未清、脾虚便溏、肠风下血者禁食。

鹅肉

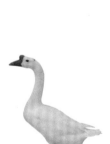

【资料来源】

《名医别录》。

【异名】

家雁。

【性味归经】

甘，平。归脾、肝、肺经。

【成分】

含蛋白质、脂肪、钙、铁、磷、锰、维生素 C、维生素 B_1、维生素 B_2、维生素 A 等。

【功效】

益气补虚,和胃止渴。

【作用】

鹅血有升高白细胞、提高淋巴细胞免疫力、减轻化疗药物的毒副作用等作用,可起到对肿瘤的辅助治疗作用。

【用法用量】

煮食,适量。食肉或汤汁。

注意事项

湿热内蕴、皮肤疮毒者禁食。

牛肉

【资料来源】

《名医别录》。

【异名】

水牛肉、黄牛肉。

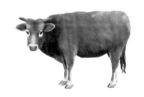

【性味归经】

水牛肉:甘,凉。黄牛肉:甘,温。归脾、胃经。

【成分】

含蛋白质、脂肪、维生素 B_1、维生素 B_2、钙、磷、铁、胆甾醇等。

【功效】

补脾胃,益气血,强筋骨。

【作用】

(1)富含的肌酸、卡尼汀能有效补充三磷酸腺苷,促进脂肪新陈代谢,产生支链氨基酸,从而增长肌肉,增强肌肉力量。

(2)维生素 B_6 能促进蛋白质的新陈代谢和合成,增强免疫力。

【用法用量】

煮食、煎汁或入丸剂。

注意事项

牛自死、病死者,禁食其肉。

猪肉

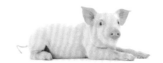

【资料来源】

《本草经集注》。

【异名】

豕肉、豚肉、彘肉。

【性味归经】

甘、咸,微寒。归脾、胃、肾经。

【成分】

含水分、蛋白质、脂肪、碳水化合物、维生素、钙、磷、铁等。

【功效】

补肾滋阴,益气养血,消肿。

【作用】

(1)能提供人体必需的脂肪酸,具有营养作用;能提供血红素(有机铁)和促进铁吸收的半胱氨酸,能改善缺铁性贫血。

(2)猪肉的维生素 B_1 含量是牛肉的 4 倍多,是羊肉和鸡肉的 5 倍多。维生素 B_1 与神经系统的功能关系密切,能改善产后抑郁症状,还能消除人体疲劳。

【用法用量】

煮食,适量。

注意事项

湿热、痰滞内蕴者慎食。

羊肉

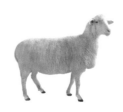

【资料来源】

《本草经集注》。

【异名】

羝肉、羯肉。

【性味归经】

甘,热。归脾、胃、肾经。

【成分】

含水分、蛋白质、脂肪、碳水化合物、钙、磷、铁、硫胺素、核黄素等。

【功效】

健脾温中,补肾壮阳,益气养血。

【作用】

(1)所含细胞色素 c 为细胞呼吸激活剂,有改善组织缺氧的作用。

(2)富含多种营养物质,对肺结核、气管炎、哮喘、贫血患者均有益处。

(3)胆固醇含量较低,引起动脉粥样硬化、心血管疾病及肥胖的概率较低。

【用法用量】

煮食或煎汤,125～250 克;或入丸剂。

◥注意事项◤

外感时邪或有宿热者禁食。孕妇不宜多食。

驴肉

【资料来源】

《千金要方·食治》。

【异名】

毛驴肉。

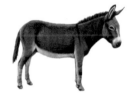

【性味归经】

甘、酸,平。归脾、胃、肝经。

【成分】

含蛋白质、脂肪、钙、磷、铁等。

【功效】

益气补血。

【作用】

(1)多不饱和脂肪酸对动脉粥样硬化、冠心病、高血压患者有着良好的保健作用。

(2)有助于溶解动脉粥样硬化血管壁上附着的脂肪斑块,有助于合成前列腺素的前体,降低血液黏度。

(3)驴皮有改良钙的平衡作用,并能使血清钙含量增加。

【用法用量】

煮食,适量。

◥注意事项◤

驴病死者,不食用。孕妇忌食。

第五节 奶蛋类

奶蛋类是指奶类食品和蛋类食品的总称。此类食品营养丰富，含有优良的蛋白质，易消化吸收，尤其对婴幼儿生长有着重要作用。

奶类是指哺乳动物的乳汁，主要提供优质蛋白质、维生素 A、B 族维生素（尤其是维生素 B_2）和钙，生活中经常食用的奶类包括牛奶和羊奶。

蛋类主要包括鸡、鸭、鹅等禽类的蛋。蛋类食品除含丰富的蛋白质外，还含有钙、磷、铁及维生素等多种物质，特别是所含脂肪存在于蛋黄之中，易消化吸收，是人们日常生活中不可缺少的食品。

牛乳

【资料来源】

《本草经集注》。

【异名】

牛奶。

【性味归经】

甘，微寒。归心、肺、胃经。

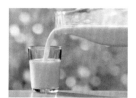

【成分】

含蛋白质、脂肪、碳水化合物、灰分钙、磷、铁、锌、镁、钾、硫胺素、核黄素、烟酸、抗坏血酸、维生素 A、生物素、叶酸、肌醇、乳清酸。

【功效】

补虚损，益肺胃，养血，生津润燥，解毒。

【作用】

(1)能强健骨骼和牙齿，减少骨质疏松症的发生。

(2)从牛乳中分离出的乳酸清和胸腺嘧啶能抑制胆固醇生物合成酶，有降低胆固醇作用。

(3)所含酪氨酸能促进血清素大量增长。

(4)富含的铁、铜和卵磷脂能提高大脑的工作效率。

(5)镁能使心脏耐疲劳，锌能使伤口更快愈合，所含维生素能提高视力。

【用法用量】

煮饮，适量。

注意事项

脾胃虚寒泄泻者、有冷痰积饮者慎饮。

羊乳

【资料来源】

《本草经集注》。

【异名】

羊奶。

【性味归经】

甘,微温。归心、肺经。

【成分】

含蛋白质、脂肪、碳水化合物、钙、磷、铁、硫胺素、核黄素、烟酸、抗坏血酸、维生素A等。

【功效】

补虚润燥,和胃,解毒。

【作用】

(1)乳蛋白含量高,蛋白质结构与母乳相似,有助于被人体吸收利用。

(2)免疫球蛋白含量很高,含有与母乳相近的丰富的无机盐以及与母乳相同的上皮细胞生长因子,对人体鼻腔、咽喉等黏膜有良好的修复作用。

(3)能够提高人体抵抗病毒侵害的能力,减少感冒等疾病的发生。

【用法用量】

煮沸或生饮,250～500毫升。

注意事项

有痰湿积饮者慎饮。

鸡蛋

【资料来源】

《神农本草经》。

【异名】

鸡卵。

【性味归经】

甘,平。归肺、脾、胃经。

【成分】

含蛋白质、脂肪、碳水化合物、钙、磷、铁及维生素等。

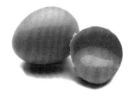

【功效】

滋阴润燥,养血安胎。

【作用】

(1)富含DHA、卵磷脂、卵黄素,对神经系统和身体发育有利,能健脑益智,改善记忆力。

(2)含有较多的B族维生素和其他微量元素,可以分解和氧化人体内的致癌物质,具有防癌作用。

【用法用量】

煮,炒,1~3枚。

◎注意事项◎

有痰饮、积滞或宿食内停、脾胃虚弱者不宜多食,多食则令人满闷;老人宜少食蛋黄。

鸭 蛋

【资料来源】

《本草经集注》。

【异名】

鸭卵。

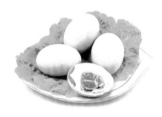

【性味归经】

甘,凉。归心、肺经。

【成分】

含蛋白质、脂肪、碳水化合物、维生素A、硫胺素、钙、磷、铁、镁、钾、钠、核黄素、烟酸等。

【功效】

滋阴平肝,清肺止咳,止泻。

【作用】

含有人体必需氨基酸,属于全价蛋白。含有一定量的单不饱和脂肪酸和多不饱和脂肪酸,有保护心、脑血管,强壮身体的作用。营养物质总量远胜鸡蛋,尤其铁、钙含量极为丰富,能预防贫血、促进骨骼发育。

【用法用量】

煮食,1~2个。

◎注意事项◎

脾阳虚、寒湿泻痢,以及食后气滞痞闷者禁食。

鹅蛋

【资料来源】

《食疗本草》。

【异名】

鹅卵。

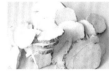

【性味归经】

甘,温。归胃、胆经。

【成分】

含蛋白质、脂肪、碳水化合物、维生素、钙、铁、磷等。

【功效】

补五脏,补中气。

【作用】

(1)含有较多的磷脂,其中约一半是卵磷脂,有助于脑及神经组织的发育。

(2)其所含的各种氨基酸以及人体所必需的核黄素和烟酸,易于人体消化吸收。

【用法用量】

适量,宜盐腌煮熟食。

注意事项

本品多食易伤胃滞气。

第六节 中草药类

我国中药资源十分丰富。但从中医药膳学的角度来看,并非所有的中药均可用于药膳,这是由于药膳除了要具有一定的养生和食疗作用,还应考虑药膳的食用性和安全性。严格来讲,药膳中药是指口感适于烹饪,且易被人们所接受,或者通过烹饪加工能达到一定风味要求,同时无明显的毒副作用、无严格剂量要求的中药材。

白芷

【资料来源】

《神农本草经》。

【异名】

香白芷、芷。

【性味归经】

辛,温。归肺、胃、大肠经。

【成分】

含香豆素类、挥发油、花椒毒素、甾醇、欧前胡内酯、白当归素等多种化合物。

【功效】

解表散寒,祛风止痛,宣通鼻窍,燥湿止带,消肿排脓。

【作用】

(1)有解热、镇痛、抗炎、抑制病原微生物等作用。

(2)有兴奋中枢,抑制肠平滑肌及抗肿瘤等作用。

【用法用量】

煎服,3～10克。

注意事项

本品辛香温燥,阴虚血热者忌服。

薄荷

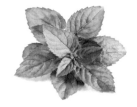

【资料来源】

《雷公炮灸论》。

【异名】

蕃荷菜、南薄荷、升阳菜、夜息花。

【性味归经】

辛,凉。归肺、肝经。

【成分】

含有挥发油,油中主要成分为左旋薄荷醇、左旋薄荷酮、异薄荷酮、薄荷脑、薄荷酯类等;另含异瑞福灵、薄荷糖苷及多种游离氨基酸等。

【功效】

疏散风热,清利头目,利咽透疹,疏肝行气。薄荷叶长于发汗解表,薄荷梗偏于行气和中。

【作用】

(1)有止痛止痒、抗病原体、解痉等作用。

(2)有促进汗腺分泌、发汗、解热的作用。

(3)能抑制胃肠平滑肌收缩,对抗乙酰胆碱而呈现镇静解痉作用。

(4)有利胆、祛痰、止咳等作用。

【用法用量】

煎服,3～6克,不可久煎,宜后下。

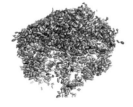

注意事项

本品芳香辛散,发汗耗气,故体虚多汗者不宜用。

菊花

【资料来源】

《神农本草经》。

【异名】

真菊、节华、金精、金蕊、药菊。

【性味归经】

甘、苦,微寒。归肺、肝经。

【成分】

含挥发油,主要为龙脑、樟脑、菊油环酮,此外还含有黄酮类、氨基酸、维生素 B_1、绿原酸等。

【功效】

疏散风热,平肝明目,清热解毒。

【作用】

(1)对流感病毒有抑制作用,对金黄色葡萄球菌、多种致病性杆菌及皮肤真菌均有一定抗菌作用。

(2)有扩张冠状动脉、增加冠状动脉血流量、提高心肌供氧量的作用。

(3)有解热、抗炎、降胆固醇、降压、延缓衰老、调节免疫等作用。

【用法用量】

煎服,5～10 克。疏散风热宜用黄菊花,平肝、清肝明目宜用白菊花。

注意事项

气虚胃寒、食少泄泻者慎服。

决明子

【资料来源】

《神农本草经》。

【异名】

草决明、还瞳子。

【性味归经】

甘、苦、咸,微寒。归肝、大肠经。

第四章 药膳原料

【成分】

含醌类化合物,如大黄酚、大黄素甲醚、橙黄决明素、美决明子素等。

【功效】

清肝明目,润肠通便。

【作用】

(1)有降压、保肝作用。

(2)决明子的醇提取物对葡萄球菌、白喉杆菌、伤寒杆菌、副伤寒杆菌、大肠杆菌等均有抑制作用。

【用法用量】

煎服,9～15克。

注意事项

本品性寒、滑肠,故气虚便溏者不宜服用。

金银花

【资料来源】

《名医别录》。

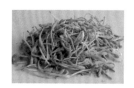

【异名】

银花、忍冬花、二宝花。

【性味归经】

甘,寒。归肺、心、胃经。

【成分】

主要含绿原酸、异绿原酸、咖啡酸等有机酸,甾醇,木犀草苷、金丝桃苷等黄酮类化合物,三萜皂苷,挥发油等。

【功效】

清热解毒,疏散风热。

【作用】

(1)抗病原微生物作用,对金黄色葡萄球菌、白色葡萄球菌、溶血性链球菌、痢疾杆菌等多种革兰氏阳性菌和革兰氏阴性菌均有一定的抑制作用。

(2)有抗病毒、抗炎、解热作用。

(3)有兴奋中枢神经系统、促进胃液及胆汁分泌等作用。

【用法用量】

　　煎服,6～15克。疏散风热、清泻里热以生品为佳;炒炭宜用于治疗热毒血痢;露剂多用于治疗暑热烦渴。

注意事项

　　本品性寒,脾胃虚寒及气虚疮疡脓清者慎用。

蒲公英

【资料来源】

　　《本草图经》。

【异名】

　　蒲公草、蒲公丁、仆公草、地丁、金簪草、孛孛丁菜、黄花苗、黄花地丁、黄花草。

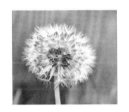

【性味归经】

　　苦、甘,寒。归肝、胃经。

【成分】

　　主要含咖啡酸、绿原酸、伪蒲公英甾醇棕榈酸酯等有机酸类成分,正己醇、樟脑、正辛醇、反式石竹烯等挥发油,槲皮素、木犀草素、香叶木素、芹菜素等黄酮类化合物。

【功效】

　　清热解毒,消肿散结,利湿通淋。

【作用】

　　(1)对金黄色葡萄球菌、溶血性链球菌及卡他球菌有较强的抑制作用,对肺炎球菌、脑膜炎球菌、白喉杆菌等也有一定的抑制作用。

　　(2)有利胆、保肝、抗内毒素及利尿作用。

　　(3)有抗肿瘤作用。

【用法用量】

　　内服:煎服,10～15克。外用:鲜品可适量捣敷或煎汤熏洗患处。

注意事项

　　本品用量过大可致缓泻。

土茯苓

【资料来源】

《本草纲目》。

【异名】

土苓、白余粮、草禹余粮、刺猪苓、过山龙、硬饭、冷饭头、山地栗。

【性味归经】

甘、淡,平。归肝、肾、脾、胃经。

【成分】

含落新妇苷、异落新妇苷、土茯苓苷 A、土茯苓苷 B、土茯苓苷 C、土茯苓苷 D、土茯苓苷土茯苓苷 E、赤土茯苓苷等黄酮苷类,琥珀酸、棕榈酸等有机酸,薯蓣皂苷、提果皂苷等甾体皂苷,以及多糖和挥发油等成分。

【功效】

解毒,除湿,通利关节。

【作用】

(1)有明显的利尿、镇痛作用。

(2)对肿瘤有一定抑制作用。

(3)缓解汞中毒。

【用法用量】

煎服,15～60克。

肝肾阴虚者慎服。服药时忌饮茶。

木瓜

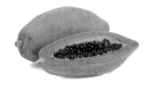

【资料来源】

《名医别录》。

【异名】

宣木瓜、光皮木瓜。

【性味归经】

酸,温。归肝、脾经。

【成分】

含齐墩果酸、苹果酸、枸橼酸、酒石酸及皂苷等。

【功效】

舒筋活络,和胃化湿。

【作用】

(1)可恢复血管弹性,保护血管。

(2)其含水溶性纤维,可降低血液中的胆固醇含量。

(3)有助于蛋白质的消化,促进营养的充分吸收,减少胃肠负担,稳定血压。

(4)有保肝作用。

(5)对大肠杆菌和葡萄球菌有明显的抑制作用。

【用法用量】

煎服,煮粥、羹等,6～9 克。

◈ 注意事项 ◈

内有郁热、小便短赤者忌食。胃酸过多者慎食。

砂仁

【资料来源】

《本草蒙筌》。

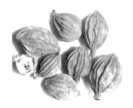

【异名】

缩砂仁。

【性味归经】

辛,温。归脾、胃、肾经。

【成分】

种仁含挥发油,主要有右旋樟脑、龙脑、柠檬烯等;果实含微量元素、硬脂酸等。

【功效】

化湿开胃,温脾止泻,理气安胎。

【作用】

(1)促进肠蠕动,增进胃肠运输功能。

(2)能抑制血小板聚集,对花生四烯酸或胶原和肾上腺素合剂诱发的小鼠急性死亡有明显保护作用。

【用法用量】

煎服,5～10 克。不宜久煎。

阴虚血燥者慎用。

茯苓

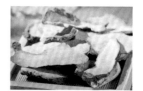

【资料来源】

《神农本草经》。

【异名】

云苓、松苓、茯菟、松薯、松木薯。

【性味归经】

甘、淡,平。归心、脾、肾经。

【成分】

主要含β-茯苓聚糖、茯苓酸、蛋白质、脂肪、卵磷脂、组胺酸、麦角甾醇、脂肪酶、蛋白酶等。

【功效】

利水渗湿,健脾和胃,宁心安神。

【作用】

(1)有镇静、降血糖、增加心肌收缩力、保肝、利尿等作用。

(2)减少胃液分泌,对胃溃疡有抑制作用。

(3)茯苓多糖有增强免疫力、抗肿瘤功能。

【用法用量】

煎服、做糕饼、熬粥,10～15克。

虚寒滑精、阴虚无水湿者忌服。

赤小豆

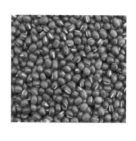

【资料来源】

《神农本草经》。

【异名】

赤豆、红小豆、红豆、杜赤豆。

【性味归经】

甘、酸,微寒。归心、小肠经。

【成分】

主要含三帖皂苷、糖类、蛋白质、脂肪、核黄素、硫胺素、烟酸、钙、铁、磷等。

【功效】

利水消肿,清热解毒,消痈排脓。

【作用】

(1)有利尿、降血脂、调节血糖等作用。

(2)其水煎剂对金黄色葡萄球菌、痢疾杆菌、伤寒杆菌等有抑制作用。

【用法用量】

煎服、做糕饼、熬粥,9～30克。

注意事项

阴津不足者忌服。

肉桂

【资料来源】

《新修本草》。

【异名】

菌桂、玉桂、牡桂。

【性味归经】

辛、甘,大热。归脾、肾、心、肝经。

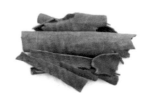

【成分】

含挥发油(主要成分为桂皮醛)、肉桂醇、肉桂醇醋酸酯、肉桂酸、香豆素、黏液质、鞣酸等。

【功效】

补火助阳,引火归元,温通经脉,散寒止痛。

【作用】

(1)有扩张血管、促进血液循环、增强冠状动脉及脑血流量、降低血管阻力等作用。

(2)促进肠蠕动,促进消化液分泌,排除消化道积气,缓解胃痉挛性疼痛。

(3)对革兰氏阴性菌、革兰氏阳性菌及多种致病性真菌有抑制作用。

【用法用量】

煎服、熬粥,1～5克。

注意事项

阴虚火旺、内有实热、血热妄行之出血证者及孕妇忌用。

胡椒

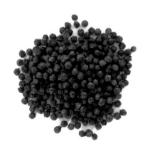

【资料来源】

《新修本草》。

【异名】

黑胡椒、白胡椒、玉椒。

【性味归经】

辛,热。归胃、大肠、肝经。

【成分】

主要含多种酰胺类化合物、有机酸、木酯素类及挥发油等成分,其中挥发油中主要成分为胡椒醛、二氢香芹醇、氧化石竹烯、隐品酮等。

【功效】

温中散寒,下气消痰。

【作用】

(1)有镇静、催眠、抗惊厥、防止骨骼肌松弛和抗抑郁等作用。

(2)抗炎,对急性早期炎症及慢性肉芽肿形成有明显抑制作用。

(3)对中枢神经系统有抑制作用,可促进胆汁分泌。

【用法用量】

作为调味品,或煎服或熬粥,2～4 克;研末服,0.6～1.5 克。

注意事项

阴虚火旺者忌服。孕妇慎用。

花椒

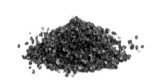

【资料来源】

《神农本草经》。

【异名】

川椒、蜀椒、秦椒、大椒、汉椒、巴椒。

【性味归经】

辛,温。归脾、胃、肾经。

【成分】

主要含挥发油,油中主要成分为柠檬烯、1,8-桉叶素、月桂烯、α-蒎烯、β-蒎烯、香桧烯、芳樟醇等。

【功效】

温中止痛,杀虫止痒。

【作用】

(1)有调节胃肠运动、缓解胃溃疡、抗炎镇痛、抑菌杀虫、抗肝损伤、平喘等作用。

(2)其挥发油具有抗肿瘤、降血脂等作用。

【用法用量】

作调味品为,或煎服、熬粥,3～6克。

注意事项

多食易动火,阴虚内热者忌服,孕妇慎用。

陈 皮

【资料来源】

《神农本草经》。

【异名】

橘皮、广橘皮、新会皮。

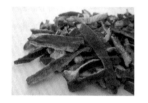

【性味归经】

苦、辛,温。归脾、肺经。

【成分】

主要含黄酮类化合物,如橙皮苷、川陈皮素、5-羟基-6,7,8,3,4-五甲氧基黄酮、新橙皮苷、橘皮素、二氢川陈皮素等,以及维生素C、维生素B_1等。

【功效】

理气健脾,燥湿化痰。

【作用】

(1)有调节胃肠功能的作用。

(2)有抗过敏、降血脂、抗氧化、兴奋心脏等作用。

【用法用量】

煎服、做糕饼、熬粥,3～10克。

注意事项

阴虚燥咳者忌服。

山楂

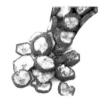

【资料来源】

《神农本草经》。

【异名】

山里红果、东山楂、红果、胭脂果。

【性味归经】

酸、甘,微温。归脾、胃、肝经。

【成分】

含槲皮素、金丝桃苷、绿原酸、枸橼酸、维生素等。

【功效】

消食健胃,化浊降脂,活血散瘀。

【作用】

(1)能增加胃消化酶的分泌,提高胃蛋白酶活性,促进消化。

(2)可增加冠状动脉血流量,降低心肌耗氧量,对心肌缺血、缺氧有保护作用。

(3)可降血压、降血脂、抗氧化,增强机体免疫力。

【用法用量】

煎服或入丸、散,3～10克。焦山楂消食导滞作用强,常用于肉食积滞、胃脘胀满、泻痢腹痛。

注意事项

脾胃虚而无积滞者忌服。孕妇、胃酸过多、消化性溃疡者慎服。忌铁、铝器具。

三七

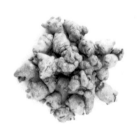

【资料来源】

《本草纲目》。

【异名】

田七、参三七。

【性味归经】

甘、微苦,温。归肝、胃经。

【成分】

含人参皂苷、三七皂苷、黄酮苷、槲皮素、槲皮苷、β-谷甾醇及止血活性成分β-N-草酰基-L-α、β-二氨基丙酸。

【功效】

化瘀止血,消肿定痛,补虚强壮。

【作用】

(1)既有止血作用,又有增加冠状动脉血流量的作用,能对抗因垂体后叶素所致的血压升高、冠状动脉收缩。

(2)对动物实验性"关节炎"有预防和治疗作用。

(3)能促进小白鼠肝糖原的积累,减慢心率,减少心肌氧消耗。

【用法用量】

煮、蒸、熬,研末冲服3～10克。

◈注意事项◈

大剂量可致中毒,引起呼吸困难、房室传导阻滞等。孕妇慎服。

益母草

【资料来源】

《神农本草经》。

【异名】

茺蔚、贞蔚、益明、苦低草、臭秽。

【性味归经】

苦、辛,微寒。归心包、肝、肾经。

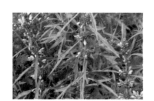

【成分】

含生物碱(益母草碱、水苏碱)、前益母草二萜、苯甲酸、氯化钾、月桂酸、亚麻酸、油酸、甾醇、芦丁等。

【功效】

活血调经,利水消肿,清热解毒。

【作用】

(1)对多种动物子宫有明显兴奋作用,对呼吸中枢有直接兴奋作用。

(2)能显著增加冠状动脉血流量并减慢心率,抗血小板聚集,增强机体免疫力。

(3)具有利尿、抑菌、抗炎等作用。

【用法用量】

煎汤,10～15克;熬膏或入丸、散。

◈注意事项◈

忌铁器。阴虚血少、月经过多、瞳孔散大者禁用。孕妇慎用。

沙棘

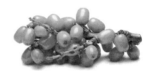

【资料来源】

《晶珠本草》。

【异名】

醋柳果、沙枣、酸刺。

【性味归经】

酸、涩,温。归肺、脾、胃、心经。

【成分】

含黄酮类化合物、多种维生素、胡萝卜素、类胡萝卜素、儿茶精、花色素等。

【功效】

止咳化痰,健脾消食,活血散瘀。

【作用】

(1)能清除活性氧自由基,抗脂质过氧化。

(2)降血脂,防止动脉粥样硬化。

(3)抗溃疡,抗炎,促进新陈代谢,抗肿瘤。

【用法用量】

煎汤,3~9克;或入丸、散。

注意事项

高热者慎用。孕妇忌用。

苦杏仁

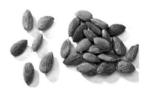

【资料来源】

《神农本草经》。

【异名】

杏仁。

【性味归经】

苦,微温;有小毒。归肺、大肠经。

【成分】

含苦杏仁苷及脂肪油、蛋白质、各种游离氨基酸。

【功效】

止咳平喘,润肠通便。

【作用】

（1）具有抗炎、镇痛、降血压、抗肿瘤作用。

（2）少量杏仁在体内慢慢水解，逐渐产生微量的氢氰酸，不致引起中毒，而呈镇静呼吸中枢的作用，因此能使呼吸运动趋于平静而显镇咳平喘的功效。

（3）苦扁桃油（即苦杏仁油）有驱虫、杀菌作用。

【用法用量】

泡服、煎、煮、熬，3～10克。

注意事项

有小毒，需在医生指导下使用。每次用量不宜过大，应反复多次沸水浸烫，去皮、尖部。婴幼儿慎用。

人参

【资料来源】

《神农本草经》。

【异名】

人衔、玉精、地精、血参。

【性味归经】

甘、微苦，微温。归脾、肺、心、肾经。

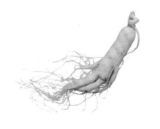

【成分】

含人参皂苷、原人参二醇类、人参三醇类、三萜皂苷成分，还含有以倍半萜为主要成分的挥发油，以及各种氨基酸、肽类、糖类、甾醇、黄酮类、磷脂等。

【功效】

大补元气，复脉固脱，补益脾肺，生津养血，安神益智。

【作用】

（1）对中枢神经系统的兴奋和抑制过程均有加强作用，并且以兴奋作用更为显著。

（2）小剂量兴奋心肌及血管，大剂量则有抑制作用。

（3）抗维生素 B_1、维生素 B_2 缺乏症，减少疲劳感，增强机体抵抗力，增强人体环境温度适应性，升血压，并可促进动物性腺功能。

（4）抑制全身炎症反应，促进伤口愈合。

（5）可降低血糖，与胰岛素有协同作用。

（6）促进造血器官的造血功能，改善贫血。

【用法用量】

煎汤，3～10克，大剂量10～30克；若研末，1～2克；或熬膏；或泡酒；或入丸、散。

阴虚阳亢、骨蒸潮热、咳嗽吐衄、肺有实热或痰气壅滞之咳嗽、肝阳上亢、目赤头晕,以及一切火郁内热之实证、热证而正气不虚者证均忌用。不宜与藜芦、五灵脂同用。

山药

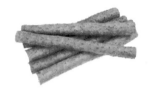

【资料来源】

《神农本草经》。

【异名】

怀山药、山芋、薯蓣、薯药。

【性味归经】

甘,平。归脾、肺、肾经。

【成分】

含薯蓣皂苷元、多巴胺、盐酸山药碱、多酚氧化酶、尿囊素、糖蛋白、多种氨基酸、山药多糖、甘露糖、葡萄糖、半乳糖及多种微量元素。

【功效】

补脾养胃,生津益肺,补肾涩精。

【作用】

(1)降血糖,促进肠道内容物排空。

(2)调节机体对非特异性刺激反应,提高免疫力。

(3)山药多糖具有良好的免疫调节作用。

(4)具有较好的抗氧化、延缓衰老作用。

【用法用量】

煎服 15～30 克,大剂量 60～250 克;或入丸、散。补阴,宜生用;健脾止泻,宜炒用。

【注意事项】

湿盛中满或有实邪、积滞者禁食。

大枣

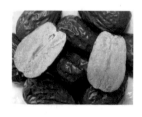

【资料来源】

《神农本草经》。

【异名】

干枣、壶、木蜜、美枣、凉枣。

【性味归经】

甘,平。归心、脾、胃经。

【成分】

果实含光千金藤碱等生物碱,白桦脂酮酸、齐墩果酸等三萜酸类化合物,大枣皂苷Ⅰ、大枣皂苷Ⅱ、大枣皂苷Ⅲ等皂苷类化合物,环磷腺苷,环磷酸鸟苷。果实的水溶性浸出物中含果糖、葡萄糖、蔗糖等。

【功效】

补中益气,养血安神,调和药性。

【作用】

(1)可降低胆固醇,保护肝脏。

(2)能抑制癌细胞的增殖,有抗突变的作用。

(3)能增加白细胞内环磷腺苷含量,增强小鼠肌力。

(4)有镇静、抗炎、镇痛的作用,大枣乙醇提取物具有抗变态反应的作用。

【用法用量】

水煎服,或做丸用,9～15克。

注意事项

味甘而助湿,食之不当可致脘腹痞闷、食欲不振,故湿盛苔腻、脘腹胀满者忌食。

蜂蜜

【资料来源】

《神农本草经》。

【异名】

食蜜、石蜜、石饴、白蜜、蜂糖。

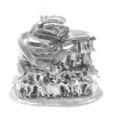

【性味归经】

甘,平。归脾、大肠、胃、肺经。

【成分】

主要含果糖和葡萄糖(两者约占70％),含少量蔗糖、麦芽糖、糊精、树胶及含氮化合物、有机酸、挥发油、色素、酵母、酶类、无机盐、维生素和微量元素等。

【功效】

调补脾胃,缓急止痛,润肺止咳,润肠通便,润肤生肌,解毒。

【作用】

(1)所含单糖不经消化即可被吸收,迅速补充体力。

(2)增强抵抗力,扩张冠状动脉,营养心肌,改善心肌功能。

（3）能促进肝细胞再生，对脂肪肝形成有一定的抑制作用。

（4）调节胃肠功能，促进胃肠蠕动。

（5）有降血压、降血糖、降血脂的作用。

【用法用量】

冲调，15～30克；或入丸剂、膏剂。

注意事项

痰湿内蕴、中满痞胀及大便不实者慎用。

西洋参

【资料来源】

《增订本草备要》。

【异名】

西洋人参、洋参、花旗参。

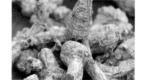

【性味归经】

甘、微苦，寒。归心、肺、肾经。

【成分】

含多种皂苷，还含有少量挥发油、树脂、淀粉、糖类、氨基酸等。

【功效】

补气养阴，清热生津。

【作用】

（1）有促进造血、降血脂、增强免疫、抗疲劳等作用。

（2）有增加心肌收缩力、抗心肌缺血、抗心律失常。

（3）有抗应激反应、抗缺氧、镇静、催眠等作用。

（4）有抗惊厥、抗休克、抗肿瘤、抗病毒等作用。

【用法用量】

煎汤（或另煎兑服），3～6克；或入丸散。

注意事项

中阳衰微、寒湿中阻及气郁化火等一切实证、火郁之证均慎服。忌铁器及火炒。不宜与藜芦同用。

黄芪

【资料来源】

《神农本草经》。

【异名】

绵黄芪、黄耆、王孙。

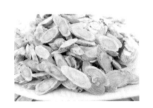

【性味归经】

甘,微温。归脾、肺经。

【成分】

含皂苷类、多糖、氨基酸及微量元素等。

【功效】

补气升阳,益卫固表,托毒生肌,利水消肿。

【作用】

(1)能增强机体的免疫力和应激能力,延缓衰老。

(2)有强心、扩张血管、改善微循环、降血压、抑制血小板聚集、促进骨髓造血的作用。

(3)有保肝、抗菌抗炎、抗病毒、抗氧化、抗肿瘤等作用。

【用法用量】

煎汤,10～15克,大剂量可用至30～60克。补气升阳宜灸用,其余多生用。

注意事项

内有积滞、阴虚阳亢、疮疡阳证、实证者不宜使用。

当归

【资料来源】

《神农本草经》。

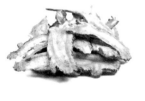

【异名】

干归、秦归。

【性味归经】

甘、辛,温。归肝、心、脾经。

【成分】

含挥发油、当归多糖、多种氨基酸、维生素 A、维生素 B_{12}、维生素 E 及多种人体必需的营养物质等。

【功效】

补血活血,调经止痛,润肠通便。当归酒活血通经,用于闭经、痛经、风湿痹痛、跌打损伤。

【作用】

(1)有抗血栓、抑制血小板聚集、扩张血管、降压等作用。

(2)能增强造血功能,抗心肌缺血、缺氧、缺糖,促进免疫功能。

(3)对子宫平滑肌具有兴奋和抑制的双向作用。

(4)有保肝、镇静、镇痛、抗炎、抗辐射损伤等作用。

【用法用量】

浸酒、炖、蒸、焖、煮,5～15克。

◎ 注意事项 ◎

湿盛中满、大便溏泻者忌用。

龙眼肉

【资料来源】

《开宝本草》。

【异名】

桂圆、益智、龙眼干、龙目、圆眼。

【性味归经】

甘,温。归心、脾经。

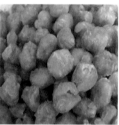

【成分】

干果肉含葡萄糖、蔗糖、酸类(以酒石酸计)、腺嘌呤、胆碱、蛋白质、脂肪、维生素 B_1、维生素 B_2、维生素 C 等。

【功效】

补益心脾,养血安神。

【作用】

(1)促进生长,增强体质,有抗应激作用以及增强免疫功能的作用。

(2)有镇静和健胃作用。

(3)可延长小鼠常压耐缺氧的存活时间,减少低温下的死亡率。

【用法用量】

水煎服,10～15克,补虚可用至 30～60 克;或浸酒、熬膏。

◎ 注意事项 ◎

消渴、腹胀或有痰火者忌用。

冬虫夏草

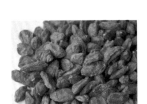

【资料来源】

《本草从新》。

【异名】

冬虫草、中华虫草、夏草冬虫。

【性味归经】

甘,平。归肺、肾经。

【成分】

含脂肪、粗纤维、虫草酸、奎宁酸、冬虫夏草素、水溶性多糖、维生素 A、维生素 C、维生素 B_{12}、烟酸、麦角甾醇以及多种微量元素(以磷的含量最高)。

【功效】

补肺益肾,止血化痰。

【作用】

(1)有使免疫功能增强或减弱的双向调节作用。

(2)可使心率减慢,但心输出量却显著增加。

(3)对离体豚鼠支气管平滑肌均有明显扩张作用。

(4)可使血糖升高,降低血清胆固醇含量;可延迟实验大鼠蛋白尿的出现,使血尿素氮上升幅度减慢。

(5)有雄性激素样作用和抗雌性激素样作用,能恢复紊乱的性功能。

(6)有抗癌、抗炎、镇静、抗惊厥、抗菌、延缓衰老和抗突变等作用。

【用法用量】

煎服、炖或入丸、散,5～10克。

注意事项

有表邪者慎用。

枸杞子

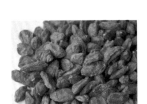

【资料来源】

《神农本草经》。

【异名】

西枸杞、甜菜子。

【性味归经】

甘,平。归肝、肾、肺经。

【成分】

含甜菜碱、多糖、硫胺素、核黄素、胡萝卜素、抗坏血酸、烟酸及钙、磷、铁、锌等。

【功效】

滋补肝肾,明目,润肺。

【作用】

(1)有降血脂、保肝、抗脂肪肝作用。

(2)有降血糖、降压、抑菌、抗遗传物质损伤作用。

(3)其提取物能显著促进乳酸杆菌的生长,并刺激其产酸,可用于食品工业。

【用法用量】

煎汤煮,10～15克;或入散、丸、膏剂。

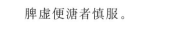

注意事项

脾虚便溏者慎服。

黑芝麻

【资料来源】

《本草纲目》。

【异名】

乌芝麻、黑脂麻、胡麻、巨胜、乌麻、小胡麻。

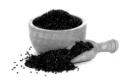

【性味归经】

甘,平。归肝、脾、肾经。

【成分】

含油酸、亚油酸、棕榈酸、硬脂酸、花生酸、木蜡酸、二十二烷酸的甘油酯,并含芝麻素、芝麻林素、芝麻酚、维生素E、植物甾醇、卵磷脂、叶酸,还含芝麻苷、蛋白质、车前糖、芝麻糖、磷、钾、细胞色素C、多量草酸钙等。

【功效】

补益肝肾,养血益精,润肠通便。

【作用】

(1)所含亚油酸可降低血清中胆固醇含量,防止动脉粥样硬化。

(2)提取物可降低实验动物血糖,增加肝脏及肌肉中糖原含量,但大剂量则降低糖原含量。

【用法用量】

煎服,或归丸、散,9～15克。

注意事项

脾弱便溏者禁服。

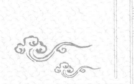

第三篇

常见病药膳治疗篇

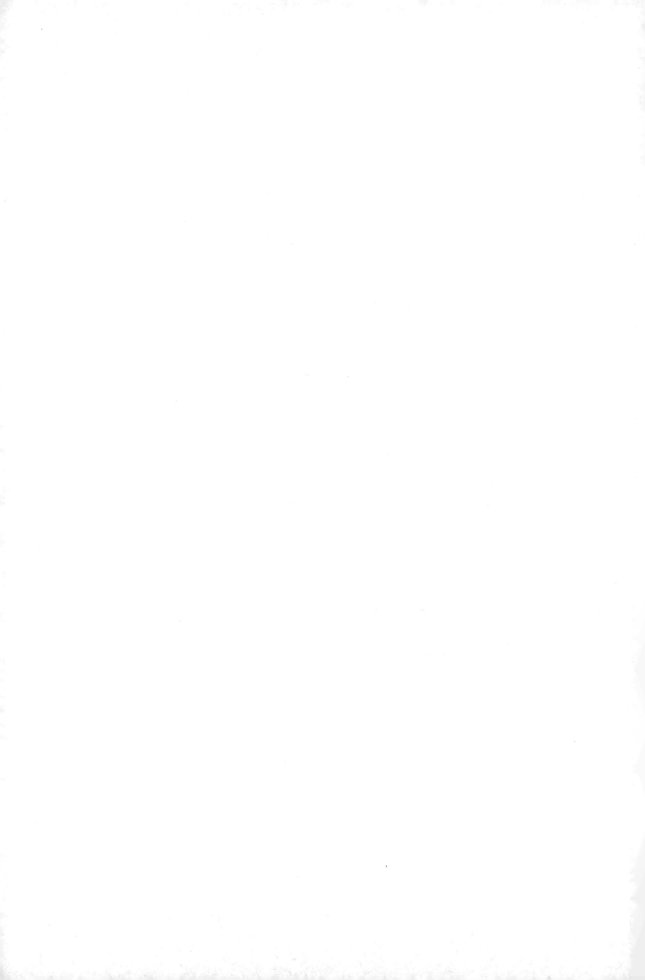

第五章　常见疾病治疗药膳

第一节　消化系统疾病治疗药膳

一、慢性胃炎

慢性胃炎是指不同病因引起的非特异性的胃黏膜的慢性炎症或萎缩性病变。胃黏膜上皮遭受有害因素的反复损伤后，使黏膜受损，发生改变，最终可导致胃腺体的萎缩或消失。本病十分常见，一般情况下男性多于女性，年龄越大，发病率越高。

砂仁噙嚼方

【原料】

砂仁3粒。

【制作方法】

本品为夏秋季收采的干燥品，市场有售，无须再加工。将砂仁3粒一同噙于口中，嚼其药汁频频下咽，口噙10分钟后，嚼碎，徐徐吞服。每日噙嚼2～3次。

【功效】

行气和胃。

青柑皮粉

【原料】

青柑皮250克。

【制作方法】

每年5—6月份采收自落幼果，晒干，切丝或切片；或7—8月份采收未成熟果实，在果皮上纵剖成四瓣至基部，除尽瓤肉，果皮晒干，切片或切丝备用。将青柑皮研成细粉，即成。每日2次，每次6克，温开水送服。

【功效】

疏肝行气，和胃化滞。

姜汁蜂蜜饮

【原料】

鲜生姜 20 克，蜂蜜 30 克。

【制作方法】

先将鲜生姜洗净，切片，加温开水适量，在容器中捣烂取汁，兑入蜂蜜，调匀即成。上、下午分服。

【功效】

补脾温胃。

陈皮山药大枣羹

【原料】

陈皮 10 克，山药 60 克，大枣 10 枚。

【制作方法】

先将山药去皮洗净，切片，与陈皮、大枣同入锅中，加水适量，煨煮成稀羹，兑入少量白糖，调匀即成。上、下午分服。

【功效】

健脾温胃。

蒲公英淡盐水

【原料】

鲜蒲公英 500 克，精盐 2 克。

【制作方法】

于春夏蒲公英开花前或刚开花时连根挖取，除去根部泥土，连根洗净。精盐用 200 毫升温开水溶化。将蒲公英捣烂，取汁，兑入淡盐水中，混合均匀即成。上、下午分服。

【功效】

清胃利胆，清化湿热。

黄连米汤蜂蜜饮

【原料】

黄连 4 克，稠米汤 500 毫升，蜂蜜 20 克。

【制作方法】

先将黄连洗净，晒干或烘干，研成粗末，放入杯中，用煮沸的稠米汤冲泡，加盖闷 3 分钟,兑入蜂蜜,调匀即成。上、下午分服。

【功效】

清胃热,燥湿解毒。

二、消化性溃疡

消化性溃疡是一种常见的消化道疾病,可发生于食管、胃或十二指肠,也可发生于胃-空肠吻合口附近或含有胃黏膜的憩室内。

双花砂仁茶

【原料】

玫瑰花5克,合欢花5克,砂仁2克。

【制作方法】

春末夏初玫瑰花将开放时分批采摘,及时低温干燥。合欢花在每年6—7月份采摘花朵及花蕾,文火烘干备用。砂仁打碎,与玫瑰花、合欢花同入有盖杯中,用沸水冲泡,加盖闷3分钟,即成。每日1剂,代茶频饮,一般冲泡3～5次。

【功效】

疏肝理气,和胃消食。

干姜羊肉汤

【原料】

干姜20克,羊肉200克。

【制作方法】

将羊肉洗净,浸入清水中,换水,肉呈白色时放入沸水锅中煮3分钟,捞起。羊肉用精盐、醋反复揉搓片刻,再用温水洗净,入沸水中焯1分钟,捞出,切成片。干姜切成片,与羊肉片同入砂锅,加入料酒、葱、醋,用文火煨炖至肉烂,加入精盐、胡椒粉、味精等调料即成。上、下午分服,吃肉喝汤。

【功效】

温胃健脾。

黄芪姜枣蜂蜜羹

【原料】

黄芪20克,生姜10克,大枣10枚,蜂蜜30克,藕粉50克。

【制作方法】

先将黄芪片用冷水浸泡 20 分钟,与生姜片、大枣同入锅中,加水适量,用文火煎 30 分钟,去渣留汁,趁热调入藕粉,在火上稍炖片刻成稠羹状,离火,兑入蜂蜜,调匀即成。上、下午分服。

【功效】

健脾温胃。

参桂米饭

【原料】

党参 20 克,肉桂 2 克,粳米 200 克。

【制作方法】

将党参片用冷水浸泡 20 分钟后,加水煎煮 30 分钟,去渣留汁,兑入淘洗干净的粳米,加水适量,煮成软米饭。将肉桂研成极细粉,兑入米饭中,调匀即成。上、下午分服。

【功效】

健脾温胃散寒。

葱姜烧肚条

【原料】

熟猪肚 1 个,葱 50 克,生姜 50 克。

【制作方法】

熟猪肚清洗干净后切成宽 1 厘米、长 4 厘米的条状,葱切成 4 厘米长段,生姜切成薄片。炒锅置中火上,放入植物油,待油至六成热时,将肚条下锅略炸后放入漏勺中。炒锅留底油,下葱段、姜片煸炒一下,待葱呈金黄色时,倒入肚条,加味精、料酒、酱油等调料,兑入少量鸡汤,不停翻炒,用水淀粉勾芡,再加麻油少量,翻炒片刻,出锅装盘即成。佐餐当菜,随量服食。

【功效】

健脾和胃,温中散寒。

三、脂肪肝

脂肪肝是指由各种原因引起的肝细胞内脂肪堆积过多而出现的病变,是一种常见的肝脏病理改变,而非一种独立的疾病。正常人肝组织中含有少量的脂肪,如甘油三酯、磷脂、糖脂和胆固醇等,其重量为肝重量的 3%～5%。如果肝内脂肪蓄积太多,超过肝重量的 5% 或在组织学上肝细胞 50% 以上有脂肪变性时,就可称为脂肪肝。一般而言,脂肪肝属可逆性疾病,早期诊断并及时治疗常可恢复正常。

山楂蜂蜜饮

【原料】

生山楂 40 克,蜂蜜 10 克。

【制作方法】

将山楂洗净,晾干,切成两半,入锅,加水煎煮 30 分钟,兑入蜂蜜即成。上、下午分服,吃山楂饮汤。

【功效】

活血化瘀,祛脂护肝。

人参黄精扁豆粥

【原料】

人参 3 克,黄精 10 克,白扁豆 20 克,粳米 100 克。

【制作方法】

将人参、黄精、白扁豆同入锅中,加水煎煮 30 分钟,投入洗净的粳米,文火煮成稠粥即成。上、下午分服,人参、黄精、白扁豆可同嚼食。

【功效】

益气健脾,祛脂化湿。

冬虫夏草香菇烧豆腐

【原料】

冬虫夏草 10 克,香菇 20 克,豆腐 200 克。

【制作方法】

先将冬虫夏草、香菇用冷水发泡、洗净,香菇切丝,与豆腐同入油锅,熘炒片刻,加精盐、味精、葱、姜末等调料适量,加清汤少许,文火烧煮 20 分钟,即成。佐餐当菜,随量服食,当日吃完。

【功效】

滋补肝肾,保肝降脂。

泽泻乌龙茶

【原料】

泽泻 15 克,乌龙茶 3 克。

【制作方法】

先将泽泻加水煮沸 20 分钟,取药汁冲泡乌龙茶,即成。每日 1 剂,当茶频饮,一般冲泡

3～5 次。

【功效】

护肝消脂,利湿减肥。

陈皮茯苓薏苡仁粉

【原料】

陈皮 300 克,茯苓 450 克,薏苡仁 300 克。

【制作方法】

将陈皮、茯苓、薏苡仁晒干或烘干,共研成细粉,瓶装备用。用温开水送服。每日 2 次,每次 15 克。

【功效】

燥湿化痰,化脂降浊。

四、慢性腹泻

腹泻是指排便次数增多,粪便稀薄,甚至泻出水样物。一般来说,腹泻连续 1 个月以上或反复发作者即慢性腹泻。先天脾胃不足、久病气虚,或肾气亏虚者易患此病。如果是饮食不当、过食生冷或者摄入不干净的食物后,损伤脾胃;或脾受湿困,气机不畅,肠胃的运行和传导功能失常,清浊同下,则会引起急性腹泻。

芡实大枣粥

【原料】

芡实 50 克,大枣 10 枚,糯米 100 克。

【制作方法】

先将芡实用温水浸泡 2 小时(新鲜芡实无须浸泡),与大枣、糯米同入锅中,加水煮成稠粥,即成。上、下午分服。

【功效】

补脾益气,收敛止泻。

山药茯苓羹

【原料】

山药 60 克,茯苓 60 克,红糖 30 克。

【制作方法】

先将山药、茯苓共研成粗粉,下入锅中,加水煮成稠羹,用生粉勾薄芡,兑入红糖,调匀即成。上、下午分服。

【功效】

健脾,益气,止泻。

丁香陈皮焖牛肉

【原料】

牛后腿肉 500 克,丁香 20 粒,陈皮 20 克。

【制作方法】

先将牛肉用盐、胡椒粉腌 10 分钟左右,切成 4～5 块,然后用热油煎炸牛肉块四面,待肉块呈深褐色捞出,沥去余油,放入焖锅内。将切碎的圆葱、生姜片用热油炒至微黄,加丁香、陈皮炒 1～2 分钟,倒入盛肉的锅内,加水(以平牛肉为度),加盖,大火煮沸,改用小火焖至牛肉松软。肉汁浓郁时,将肉块取出,切片装盘即成。佐餐当菜,随量服食。

【功效】

温补脾肾。

橘皮扁豆粥

【原料】

鲜橘皮 30 克,白扁豆 50 克,粳米 100 克。

【制作方法】

先将橘皮洗净、切丝,与洗净的粳米、白扁豆同入锅中,加水适量,共煮成稠粥即可。上、下午分服。

【功效】

抑肝,扶脾,止泻。

鲜姜炒羊肉丝

【原料】

羊肉 200 克,嫩生姜 50 克,青蒜苗 40 克,甜椒 50 克。

【制作方法】

先将羊肉洗净,切成粗丝,放在碗中,加料酒、精盐拌匀;嫩生姜切丝,甜椒(去籽、蒂)切丝,将湿淀粉、酱油放入碗内调成芡汁。炒锅置于旺火上,油热后煸炒甜椒丝至半熟,盛入碗内。锅内再放入油,待油烧至七成热时,加入羊肉丝炒散,再加嫩姜丝、甜椒丝及切段的青蒜苗炒数下,加甜面酱炒匀,放入芡汁,颠翻数下即成。佐餐当菜,随量服食。

【功效】

温补脾肾。

五、便秘

便秘是指大便质地干燥、坚硬,难以排出;或虽不干燥也有便意,却仍排便困难;或排便间隔时间延长,并伴有腹痛、腹胀,食欲不振,口干、口臭等。

当归桃仁粥

【原料】

当归 30 克,桃仁 10 克,粳米 100 克,冰糖适量。

【制作方法】

先将当归、桃仁洗净,微火煎煮半小时,去渣、留汁,备用。粳米淘洗干净,加水适量,和药汁同入锅中,煮成稠粥,加冰糖适量,待冰糖溶化后即成。早晨起床后,顿服或早晚分服。

【功效】

补血活血,润肠通便。

肉苁蓉羊肉粥

【原料】

肉苁蓉 15 克,羊肉 50 克,粳米 50 克。

【制作方法】

先将肉苁蓉微火煎煮半小时,去渣留汁,备用。将羊肉洗净,切成薄片,粳米淘洗干净,同入锅中,加水适量,兑入药汁,煮成稠粥。每晚用餐时顿服,服食时也可调入适量葱、姜末、胡椒粉。

【功效】

补肾壮阳,润肠通便。

蜂蜜盐水饮

【原料】

蜂蜜 30 克,精盐 1 克。

【制作方法】

将蜂蜜、精盐放入杯中,用温开水冲泡,调匀即成。清晨起床后顿服。

【功效】

润肠通便,补中润肺。

芝麻白糖粉

【原料】

黑芝麻 500 克,绵白糖 100 克。

【制作方法】

先将黑芝麻去除杂质,晒干,炒熟,研成细末,调入绵白糖,拌匀,备用。每日 2 次,每次 15 克,嚼食。

【功效】

补益肝肾,滋养津血,润燥滑肠。

六、痔疮

痔疮是由各种原因引起的直肠肛门部位黏膜下层的静脉丛血液回流障碍、瘀积、曲张所致的单个或数个静脉结节。痔疮按发生部位,以齿线为界,分为内痔、外痔和混合痔三种。内痔发生在齿线以上,大便时脱出或不脱出肛门,但常伴有便血;外痔由痔外静脉丛形成,在齿线以下,不能送回肛门,不常出血;混合痔则在齿线附近,具有内痔、外痔两种特征。

木耳芝麻茶

【原料】

黑木耳 60 克,黑芝麻 60 克。

【制作方法】

将黑木耳和黑芝麻各分为两份,将其中一份炒熟,另一份生用。生、熟混合装瓶待用。每日 1~2 次,每次取上述混合物 15 克,用沸水冲泡,闷 15 分钟,代茶频饮。

【功效】

凉血止血,润肠通便。适用于痔疮便血、肠风下血、便秘等患者。

蜂蜜润肠糊

【原料】

芝麻、核桃仁、松子仁各 25 克,蜂蜜适量。

【制作方法】

将芝麻、核桃仁、松子仁一起捣烂,加适量蜂蜜调服,早、晚空腹各食一次。

【功效】

润肠通便。适用于便秘引起的痔疮出血者。

百玉炖水鸭

【原料】

百合 20 克,玉竹 20 克,水鸭 150 克,调味料适量。

【制作方法】

将水鸭宰杀,去毛和内脏,切块。取水鸭 150 克和百合、玉竹一起放入锅中,加适量水,先用大火烧开,再用小火将其炖熟。加少许食盐等调味,即可食用。

【功效】

润肠治燥,清热解毒,利水消肿。用于内痔外脱、流血、便秘等的辅助治疗。

绿豆糯米炖猪肠

【原料】

将绿豆 100 克,糯米 100 克,猪大肠 200 克,食盐等适量。

【制作方法】

将绿豆、糯米淘洗干净。猪大肠用盐或碱面反复搓洗干净后切块。将绿豆、糯米、猪大肠一并入锅,加适量水,炖至烂熟。加少许食盐等调味,即可食用。

【功效】

清热解毒,补肾益精。适用于痔疮出血症患者。

第二节　呼吸系统疾病治疗药膳

一、风寒感冒

风寒感冒主要症状为鼻塞、流清涕,怕冷(恶寒),无汗,头痛身痛,重则发热,舌质淡红,舌苔薄白,脉浮紧。食疗以疏风散寒,宣肺解表为宜。

葱豉黄酒汤

【原料】

生葱 30 克,淡豆豉 15 克,黄酒 50 克。

【制作方法】

将淡豆豉放入小锅内,加水 1 小碗,煎煮 10 分钟,再把洗净的葱(带须)放入,继续煎煮 5 分钟,然后加黄酒,立即出锅,趁热服用。

【功效】

散寒解表。适用于风寒型感冒患者。

紫苏粥

【原料】

粳米 50 克,紫苏叶 6 克,糖适量。

【制作方法】

先将粳米淘洗干净,按常法煮粥。将紫苏叶洗干净,加适量清水煎汁,煮开 1 分钟,去渣取汁。将紫苏叶汁调入米粥内,加适量糖调味,即可服用。

【功效】

散寒解表,补脾和胃。

姜糖苏叶饮

【原料】

生姜 3 克,紫苏叶 3 克,红糖 15 克。

【制作方法】

将生姜洗净、切丝,同洗净的紫苏叶一起放入茶杯内,加开水冲泡,盖上盖,浸泡 5～10 分钟后,加入红糖搅匀即成,趁热服。

【功效】

疏风散寒,宣肺解表。

五神汤

【原料】

荆芥 10 克,紫苏叶 10 克,茶叶 6 克,生姜 10 克,红糖 30 克。

【制作方法】

将荆芥、紫苏叶洗净,与茶叶、生姜一起放入砂锅内煎沸,再加入烧沸的红糖水即成。可代茶服。

【功效】

疏风散寒,宣肺解表。

二、风热感冒

风热感冒主要症状为头痛发热,鼻流浊涕,咳嗽痰稠,咽红肿痛,舌尖红,舌苔薄白或微黄。食疗宜疏散风热。

绿豆糖水

【原料】

绿豆 50 克,白糖或冰糖 30 克。

【制作方法】

将绿豆洗净,加入糖煮水,取汁顿服,每日服 2～3 次。

【功效】

清热解毒,祛暑除湿。适用于暑湿型感冒患者。

藿香饮

【原料】

鲜藿香叶 10 克,白砂糖适量。

【制作方法】

藿香叶加糖和水煎服,不拘时饮用。

【功效】

祛暑化湿,疏风解表。适用于暑湿型感冒患者。

桑叶薄竹饮

【原料】

桑叶 5 克,菊花 5 克,薄荷 3 克,竹叶 30 克,白茅根 3 克。

【制作方法】

将上述五味原料洗净,放入茶壶内,用开水泡 10 分钟即成。随时饮用。

【功效】

疏风散热,消炎解毒。适用于风热型感冒患者。

三、慢性支气管炎

慢性支气管炎是气管、支气管黏膜及其周围组织的慢性非特异性炎症。临床以咳嗽、咳痰为主要症状,或伴有喘息。每年发病持续 3 个月,连续 2 年或者 2 年以上。需要进一步排除具有咳嗽、咳痰、喘息症状的其他疾病(如肺结核、心脏病、支气管哮喘、慢性鼻咽炎、食管反流综合征等疾病)。

鱼腥草猪肺汤

【原料】

新鲜鱼腥草 50 克,猪肺 250 克。

【制作方法】

先将猪肺灌洗干净,切成小块,漂去泡沫,放入锅中,加水适量、精盐少许,文火煲汤。待猪肺熟烂后放入洗净的鱼腥草,再煨煮 3 分钟,即成。佐餐食用,吃肺饮汤,当日吃完。

【功效】

清肺化痰。

三仁干姜鸡蛋粥

【原料】

核桃仁 20 克,甜杏仁 10 克,花生仁 20 克,干姜 6 克,鸡蛋 1 个,粳米 100 克,红糖适量。

【制作方法】

先将核桃仁、杏仁、花生仁拣杂,用温水浸泡 20 分钟,捞出备用。将干姜研成粗末,与淘净的粳米及浸泡的核桃仁、杏仁、花生仁同入砂锅,加水煮粥,粥将成时把鸡蛋打入,加红糖后搅匀即成。上、下午分服。

【功效】

温阳补虚,化痰止咳。

三仙汁

【原料】

萝卜 500 克,生梨 250 克,鲜荸荠 200 克。

【制作方法】

将以上三味原料洗净,连皮捣烂,取汁即成。早、中、晚分次服用,当日服完。

【功效】

清热,止咳,化痰。

百合杏仁羹

【原料】

百合 100 克,杏仁 10 克,蜂蜜 30 克。

【制作方法】

将百合、杏仁同入砂锅中,加水煨煮至熟烂,兑入蜂蜜,调匀即成。上、下午分服。

【功效】

养阴润肺,止咳化痰。

猪胆汁蜂蜜饮

【原料】

新鲜猪胆 2 只,蜂蜜适量。

【制作方法】

先将猪胆用凉开水清洗干净,再将猪胆切开取汁,瓶装备用。每日 2 次,每次取胆汁 3 克,与蜂蜜 5 克拌匀,温开水送服,连服 3～5 日。

【功效】

清肺止咳,消炎化痰。

四、支气管哮喘

支气管哮喘是一种以慢性气道炎症和气道高反应性为特征的异质性疾病,主要特征包括气道慢性炎症,气道对多种刺激因素呈现的高反应性,出现多变的可逆性气流受限,以及随病程延长而导致的一系列气道结构的改变,即气道重构。临床表现为反复发作的喘息、气急、胸闷或咳嗽等症状,常在夜间及凌晨发作或加重,多数患者可自行缓解或经治疗后缓解。

萝卜杏仁炖猪肺

【原料】

萝卜 250 克,杏仁 15 克,猪肺 250 克。

【制作方法】

将猪肺、萝卜分别洗净后切块,与杏仁同入锅中,加适量植物油、葱、姜、味精、精盐等调料,煨煮至猪肺熟烂即成。上、下午分服,将猪肺、萝卜、杏仁一同吃下。

【功效】

清热化痰,补肺定喘。

白参核桃仁糊

【原料】

白参 100 克,核桃仁 500 克,绵白糖 100 克。

【制作方法】

先将白参烘干,研成细末。将核桃仁研成粗末,与白参粉混合,兑入绵白糖,拌匀,瓶装备用。每日 2 次,每次 15 克,用少量开水调成糊状服食。

【功效】

补益肺肾,纳气定喘。

黄芪炖乳鸽

【原料】

炙黄芪 40 克,乳鸽 1 只。

【制作方法】

先将乳鸽宰杀后去毛及内脏,与黄芪同入炖盅内,加精盐、葱、姜、料酒、味精等调料,隔水炖 1.5 小时,即成。佐餐服食之,每周 2 次,连服 1 个月。

【功效】

补脾益肺,固本定喘。

冬虫夏草炖老鸭

【原料】

冬虫夏草 20 克,老鸭 1 只(1500 克左右)。

【制作方法】

先将老鸭洗净,再将洗净的冬虫夏草纳入鸭腹中,加料酒、葱、姜、精盐、味精适量,入锅中炖煮至老鸭肉烂熟,即成。佐餐,随量服食。

【功效】

补肾益精,止咳平喘。

五、慢性肺源性心脏病

慢性肺源性心脏病是肺组织、肺血管或胸廓的慢性病引起肺组织结构和(或)功能异常,产生肺血管阻力增加,肺动脉压力增高,使右心室扩张或(和)肥厚,伴或不伴右心功能衰竭的心脏病。

金银花芦根薏仁粥

【原料】

金银花 20 克,芦根 30 克,薏苡仁 20 克,冬瓜仁 20 克,桃仁 10 克,粳米 100 克。

【制作方法】

先将金银花、芦根、薏苡仁、冬瓜仁、桃仁用冷水浸泡半小时,加水煎煮 15 分钟,去渣取汁,与大米煮成稠粥,即成。上、下午分服。

【功效】

清热化痰,清肺化瘀。

冬虫夏草川贝母煲瘦肉

【原料】

冬虫夏草 10 克,川贝母粉 5 克,瘦猪肉 100 克。

【制作方法】

先将冬虫夏草洗净,与川贝母粉、瘦猪肉同入砂锅,加水后入料酒、葱、姜、精盐、味精各适量,共煲 1 小时。分 2 次佐餐食用,吃肉饮汤,连同冬虫夏草一起服食。

【功效】

益肺补肾。

山药薏苡仁豆枣羹

【原料】

山药 30 克,薏苡仁 30 克,炒扁豆 50 克,大枣 10 枚。

【制作方法】

将山药洗净、去皮、切片,薏苡仁、扁豆、大枣洗净后用冷水浸泡,四味原料同入砂锅,加水适量,煨煮成稠羹。上、下午分服,食时可加糖适量矫味。

【功效】

健脾益肺。

白参茯苓粥

【原料】

白参 5 克,白茯苓 15 克,粳米 100 克。

【制作方法】

将白参、白茯苓同研成细粉,与洗净的粳米同煮成稠粥。上、下午分服。

【功效】

健脾益肺,补气养心。

百合枸杞子粥

【原料】

百合粉 30 克,枸杞子 15 克,粳米 100 克。

【制作方法】

先将百合洗净后,晒干或烘干,研成粗末,与洗净的枸杞子、粳米同入锅中,加水熬成稠粥。上、下午分服。

【功效】

养阴益气,清心安神。

第三节　心血管疾病治疗药膳

一、高血压

高血压是指以体循环动脉血压(收缩压和/或舒张压)增高为主要特征,可伴有心、脑、肾等器官的功能性或器质性损害的临床综合征。

芹菜蜂蜜汁

【原料】

鲜芹菜 500 克,蜂蜜 50 毫升。

【制作方法】

将鲜芹菜用冷开水洗净,捣烂取汁,加蜂蜜 50 毫升搅匀。每日 1 剂,分 3 次服。亦可将单味芹菜煎汁,饮服。或将芹菜连根 120 克切碎,加米 250 克,煮成粥。经常服用,15 日为一疗程。

【功效】

本方有较好的降血压功能。

冰糖木耳汤

【原料】

黑木耳 6 克,冰糖适量。

【制作方法】

将黑木耳洗净,用清水浸泡一夜,上屉蒸 1 小时,加冰糖适量。每日睡前服一剂,可治高血压眼底出血,连续服用,以缓解为度。

【功效】

据有关报道,黑木耳对高血压、动脉粥样硬化均有治疗作用。

绿豆海带粥

【原料】

绿豆、海带、粳米各 100 克。

【制作方法】

先将水煮开后,放绿豆及切碎的海带,再放适量大米煮成粥。长期作为晚饭服食。

【功效】

长期服用,对高血压、动脉粥样硬化有治疗作用。

醋花生米

【原料】

花生米适量,食醋。

【制作方法】

花生米浸醋中,5 日后食用。每天早上吃 10～15 粒。

【功效】

花生有降血压、止血和降低胆固醇的作用。

山楂苹果汁

【原料】

苹果 3 个,山楂 10 枚。

【制作方法】

苹果洗净、挤汁,山楂洗净、去核并打碎如泥,混合拌匀。每日服 1 剂,长期服用。

【功效】

苹果既可防止便秘,又可降低血压。

胡萝卜清汁

【原料】

胡萝卜 1000 克。

【制作方法】

每日取胡萝卜刮丝,绞汁去渣。睡前将汁液一次性服完。

【功效】

常饮可降低血压。

二、冠心病

冠状动脉粥样硬化性心脏病简称冠心病,是冠状动脉粥样硬化病变引起心脏供血动脉狭窄、供血不足,心肌缺血、缺氧或坏死而导致的心脏病。世界卫生组织将冠心病分为5大类:无症状型冠心病、心绞痛型冠心病、心肌梗死型冠心病、缺血性心肌病和猝死型冠心病。

山楂软糖

【原料】

生山楂500克,白砂糖500克。

【制作方法】

将生山楂洗净,切碎,放在锅内,加水适量,煎煮,每20分钟取蒸液1次,加水再蒸,共取煎液3次。合并煎液,继续以小火煎熬浓缩至较稠黏时,加白砂糖,调匀,待白砂糖熔化呈透明状时,停火。趁热将山楂糖浓汁倒在撒有一层白砂糖的大搪瓷盘中,待冷,在山楂软糖上部再撒一层白砂糖后,将其分割成约150块。随时含服。

【功效】

开胃,消肉食,活血化瘀。饭前食用可增进食欲,饭后食用可助消化。

玉米粉粥

【原料】

玉米粉、粳米各适量。

【制作方法】

将玉米粉加适量冷水调和;将粳米粥煮沸后,调入玉米粉,同煮为粥。可供早晚餐温热服。

【功效】

降血脂,降血压。对动脉粥样硬化、冠心病、心肌梗死及血液循环障碍有一定的治疗作用,高脂血症患者常服也有效。

绿豆粥

【原料】

绿豆适量,粳米100克。

【制作方法】

先将绿豆洗净,用温水浸泡2小时,然后与粳米同入砂锅内,加水1000毫升至豆烂米开汤稠。每日2～3次顿服,夏季可当冷饮频食之。

【功效】

清热解毒,解暑止渴,消肿,降血脂。可预防动脉粥样硬化,适用于冠心病、中暑、暑热烦渴、疮毒疖肿、食物中毒等患者。

豆浆粥

【原料】

豆浆汁 500 克,粳米 50 克,砂糖或细盐适量。

【制作方法】

将豆浆汁、粳米同入砂锅内,煮至粥稠,以表面有粥油为度,加入砂糖或细盐即可食用。每日早、晚温热食。

【功效】

补虚润燥。适用于动脉粥样硬化、高血压、高脂血症、冠心病及一切体弱患者。

菊花山楂茶

【原料】

菊花、生山楂各 15～20 克。

【制作方法】

水煎或开水冲浸。每日 1 剂,代茶饮。

【功效】

健脾,消食,清热,降脂。适用于冠心病、高血压、高脂血症患者。

三、中风

在中医里,中风有外风和内风之分。外风因风邪所致,内风属内伤病证。现代称中风多指后者,多因气血逆乱、脑脉痹阻、脑出血所致。中医辨证认为肝阳上亢、风痰淤血、痰热、气虚血瘀和阴虚风动,并无阳虚。

黑木耳炒黄花菜

【原料】

黑木耳 20 克,黄花菜 80 克,精盐、味精、葱花、花生油、湿淀粉、素鲜汤各适量。

【制作方法】

将黑木耳放入温水中泡发,去杂洗净,撕成小片;将黄花菜用冷水泡发,去杂洗净,挤去水分。锅中放花生油,上火烧热,放入葱花煸香,放入黑木耳、黄花菜煸炒片刻,加入素鲜汤、精盐、味精再进行煸炒,炒至黑木耳、黄花菜熟且入味,用湿淀粉勾芡,出锅即成。

【功效】

黑木耳营养丰富,有抗癌、抑制血小板凝集、降低血液中胆固醇的含量等作用,其含有的胶质可将残留在人胃肠道中的杂质、废物吸附集中起来,有利于排出体外,清理胃肠道。黄花菜被人们称为"健脑菜",具有安定精神、预防脑出血的作用。

紫菜汤

【原料】

水发紫菜250克,黄瓜100克,精盐、味精、酱油、姜末、香油、素汤各适量。

【制作方法】

将紫菜去杂洗净,切成小段;将黄瓜洗净、切片。锅中放素汤烧沸,放入精盐、酱油、姜末、黄瓜片再烧沸,放入紫菜,加入味精、香油出锅即成。

【功效】

紫菜含丰富的蛋白质、维生素、多种氨基酸和胆碱,营养丰富,容易消化吸收,同时还有降低胆固醇的作用,对预防、治疗动脉粥样硬化和心、脑血管疾病有显著作用。黄瓜有固肾、降压、降血脂、美容、降血糖、减肥、通便的功效。两者共做一汤,是防病、减肥、延缓衰老的美味佳肴。

豌豆黄

【原料】

老豌豆500克,琼脂2克,糖150克,水200克。

【制作方法】

将老豌豆拣去杂质,洗净,先用凉水浸泡10小时,入高压锅煮30分钟,然后过箩,加糖,用锅熬开,拌成豌豆泥。琼脂洗净,放入小锅中加水煮至融化,过箩,倒入豌豆泥中,拌匀后倒入盘内,晾凉后放入冰箱,食时取出即可。

【功效】

此为历代宫廷帝王所用之佳品。其有利小便、和中下气、解疮毒、消炎、祛除暑热之功效,可用于降压、减肥、降血脂、防治动脉粥样硬化,对高血压、冠心病、脑率中亦有防治效果。

第四节　内分泌及代谢性疾病治疗药膳

一、糖尿病

糖尿病是一组由于胰岛素分泌缺陷和(或)胰岛素作用缺陷引起的,以慢性高血糖伴碳水化合物、脂肪和蛋白质的代谢障碍为特征的代谢性疾病,其特征为血糖、尿糖过高,葡萄糖耐量降低。早期可无任何症状,症状期则可有多食、多饮、多尿、烦渴、消瘦、善饥、乏力等表现。久病者常可伴发心血管、肾脏、眼底和神经病变。严重者可发生酮症酸中毒、高渗性昏迷、乳酸性酸中毒而危及生命。

降糖茶

【原料】

老茶树叶(30 年以上老茶树的叶为佳)10 克。

【制作方法】

将茶叶洗净、烘干,研成粗末,用沸水冲泡,闷 10 分钟,即可饮用。每日 1 剂(可冲泡 2 或 3 次),不拘时服,并可将茶叶嚼烂食之,连续服用 15～30 日。

【功效】

降血糖,利湿浊。适用于糖尿病患者。

补虚止渴鲫鱼茶

【原料】

活鲫鱼 1 条(约 500 克),绿茶适量(10～20 克)。

【制作方法】

将鲫鱼去鳃与内脏,洗净。在鱼腹内塞满绿茶,放入碗或盘中,上锅蒸至鱼熟透即可。每日 1 次,不加调味品,啖食鱼肉。

【功效】

健脾祛湿,清热利尿。用于防治糖尿病饮水不止等。

豌豆(或豌豆苗)饮

【原料】

豌豆(或嫩豌豆苗)不限量。

【制作方法】

取青豌豆煮熟,啖食;或用嫩豌豆苗捣烂取汁,每次约饮半小杯,每日饮 2 次,以效为度。

【功效】

益脾胃、利小便、消痈肿。适用于形体消瘦、口渴、易饥、尿短的糖尿病患者。

南瓜子饮

【原料】

南瓜子50克。

【制作方法】

将南瓜子炒熟,加适量清水煎服。每日1剂,不拘时频饮。

【功效】

补脾利水。适用于四肢水肿、脾胃功能不佳的老年糖尿病患者。

二、高脂血症

高脂血症是指空腹状态下血清中一种或多种血脂浓度超过正常上限的状态。由于血脂是以可溶性脂蛋白的形式存在、运输、代谢的,因此高脂血症实际上是某种类型的高脂蛋白血症。目前威胁人类健康和生命最大的疾病之一是冠心病。已有充分的证据表明,高脂血症与冠心病的发病有因果关系,降低高血脂可以减少冠心病发病的风险。

桃仁拌芹菜

【原料】

核桃仁50克,芹菜300克,精盐2克,味精1克,香油5克。

【制作方法】

将芹菜择去老叶和筋,洗净,横切成小段,再竖切成丝,用沸水焯2分钟,捞出,用凉水冲一下,滤干后,加精盐、味精、香油入盘。将核桃仁用开水稍泡一会,用手搓去仁皮,再用开水泡5分钟,取出,放在芹菜上,吃时拌匀即成。

【功效】

芹菜清热利湿,平肝凉血,可降低血胆固醇及血压,有利于老年人通便,预防便秘。核桃仁有补肾固精,温肺定喘,利肠通便之功效。

香菇炒菜花

【原料】

菜花250克,香菇15克,鸡汤200克,淀粉10克,味精2克,葱、姜各2克,精盐4克,鸡油10克,花生油15克。

【制作方法】

菜花洗净,去蒂,掰成小块,用开水焯透;将香菇洗净备用。锅内倒入花生油,烧热后放入葱、姜煸出香味,再放入鸡汤、盐、味精,烧沸后,将姜捞出,再将菜花、香菇分别放入锅内,用微火炒,稍入味后,淋入淀粉、鸡油、味精即成。

【功效】

菜花含有钙、磷、铁及维生素 C,可利肠胃,开胸膈,壮筋骨;香菇补气强身,益胃助食,并有降血脂的作用。

清炖木耳香菇

【原料】

香菇 50 克,木耳 25 克,料酒、精盐、姜片、味精、胡椒粉、猪油、鸡汤、葱段各适量。

【制作方法】

将香菇、木耳分别泡发,去杂质,洗净,泡发的水澄清留用。将精盐、料酒、姜片、葱段、猪油、香菇、木耳放入砂锅中,加入泡发香菇、木耳的水和鸡汤,用武火烧沸,撇去浮沫,改用文火炖至香菇、木耳入味,拣去姜片、葱段,加入味精、胡椒粉调味即成。

【功效】

木耳与香菇均为高级天然滋补之山珍。两物除含有一般营养外,其中木耳能美容健肤、抗衰老,同时还能提高人的免疫力;香菇有降血脂、降血压和抗癌的作用。此款药膳对预防和治疗高血脂、高血压、动脉粥样硬化、癌症有一定作用,可谓美容健肤、延年益寿之佳品。

三、肥胖症

肥胖症是一组临床综合征。当人体进食热量多于消耗热量时,多余热量会以脂肪形式储存于体内,当其量过多导致体重超出正常范围(>标准体重 20%)时即为肥胖症。

茯苓粥

【原料】

茯苓 30 克,粳米 100 克。

【制作方法】

先将茯苓晒干,研成细粉;将粳米淘净后入锅,加水适量,煮成粥,粥稠即兑入茯苓粉,搅拌均匀,略煮片刻即成。早晨空腹时顿服。

【功效】

利水渗湿,健脾减肥。

冬瓜汁

【原料】

鲜冬瓜 1000 克。

【制作方法】

将鲜冬瓜洗净,去皮及籽,捣烂后放入干净的纱布中,绞汁。上、下午分服。

【功效】

清热,利水,减肥。

鲜山楂汁

【原料】

鲜山楂 100 克。

【制作方法】

将山楂洗净,切片,放入锅中,加水适量,煎煮 20 分钟,再用干净纱布过滤取汁,冷却后即成。上、下午分服。

【功效】

消脂减肥。

赤小豆羹

【原料】

赤小豆 200 克。

【制作方法】

将赤小豆淘洗干净,晾干,放入沸水锅中,小火煨煮至赤小豆熟烂,用少量湿淀粉勾芡即成。上、下午分服。

【功效】

利尿消肿,降脂减肥。

清炒竹笋

【原料】

鲜竹笋 250 克,精盐、葱、姜、味精适量。

【制作方法】

将鲜竹笋切成薄片,放入沸水中浸泡片刻后捞出,再放入清洁冷水中浸泡待用;将适量植物油置锅内烧至八成热,下笋片急火爆炒,加精盐、葱、姜各少许,再淋清水少量,焖烧 3 分钟,撒上味精炒匀即成。佐餐当菜,随意服食。

【功效】

消脂减肥。

四、消瘦

人体因疾病或某些因素导致体内脂肪与蛋白质减少，体重下降超过标准体重的 20%时，即称为消瘦。这里所指的消瘦一般都是短期内呈进行性的，有体重下降前后测得的体重数值对照，且有明显的衣服、腰带变宽松以及皮下脂肪减少、肌肉瘦弱、皮肤松弛、骨骼突出等。但脱水与水肿消退后的体重下降，不能称为消瘦。

米油

【原料】

大米 500 克。

【制作方法】

将大米淘洗干净，放入稍大的锅中，加水适量，先以大火煮沸，再改以文火煨煮至粥稠停火，用勺捞取浮在粥面表层的黏稠状米汤即成。早晨空腹，趁热顿服。

【功效】

益气健脾，补精增肥。

蘑菇炖羊肉

【原料】

蘑菇 50 克，羊肉 500 克，姜、葱、茴香、八角、桂皮、酱油、精盐、料酒、蘑菇、味精各适量。

【制作方法】

将蘑菇择洗干净，用开水泡发，取出蘑菇，泡发后的水留用。先用盐把蘑菇抓拌，再用开水焯一下，捞出切片；羊肉洗净后切成方块，用凉水泡 2 小时，捞出。锅烧热，加水，下羊肉、姜片、葱段、茴香、八角、桂皮，水煮沸后撇去沫，加入料酒，兑入蘑菇汤；转文火，炖至八成熟，加酱油、精盐、蘑菇、味精，煨炖至烂熟，出锅即成。佐餐当菜，随意服食。

【功效】

补益气血，强体增肥。

红烧肉

【原料】

猪肋条 500 克，冰糖、料酒、五香粉、味精、葱、姜适量。

【制作方法】

将猪肋条肉洗净，切成长 7 厘米、宽 4 厘米、厚 1 厘米的肉块，放入碗中，加酱油、冰糖

（打碎）、料酒、五香粉、味精等，抓匀腌5分钟；将腌好的肋条肉块用葱、姜末抹匀，倒入腌汁。锅烧热，下植物油适量，烧至七成热时，肉下锅，加水适量。煮沸后，由大火转文火，再下酱油适量，盖严锅盖，煨煮至肋条肉熟烂，起锅即成。佐餐当菜，随意服食。

【功效】

补中益气，丰肌增肥。

煨老母鸡

【原料】

老母鸡1只，葱、姜、料酒、精盐、味精适量。

【制作方法】

将母鸡宰杀、洗净后置砂锅内，加入葱段、姜片、料酒、精盐、味精、清水各适量。先用大火烧沸，再改用文火煨炖，直至鸡肉烂熟即成。佐餐当菜，喝汤吃肉，随意服食。

【功效】

散虚扶羸，嫩肤增肥。

桂圆大枣甜羹

【原料】

桂圆肉30克，大枣10枚，白糖30克，桂花适量。

【制作方法】

将桂圆肉洗净，大枣用冷水发泡（去核），与白糖同放入锅内，加水适量，置于文火上煨煮成稠黏的甜羹，撒上桂花少许即可。早晨空腹时顿服。

【功效】

开胃益脾，补虚增肥。

五、痛风

痛风是嘌呤代谢障碍，血清尿酸过多，尿酸盐结晶沉积在关节和脏器引起的疾病，其临床特点为高尿酸血症伴痛风性急性关节炎反复发作、痛风石性慢性关节炎和关节畸形，常常会累及肾脏。

百合粥

【原料】

百合100克，粳米100克。

【制作方法】

将百合洗净，与淘净的粳米同入锅中，加水适量，先用大火烧沸，再改用文火煨煮成稠粥。上、下午分服。

【功效】

养心润肺,清热止痛。

土茯苓粥

【原料】

土茯苓 30 克,粳米 100 克。

【制作方法】

将土茯苓洗净,晒干,研成细粉,备用;将粳米淘净后,入锅,加水煮成稠粥,粥将成时兑入土茯苓粉,搅匀后再煮沸即成。上、下午分服。

【功效】

清热解毒,除湿通络,降低尿酸。

小苏打盐汽水

【原料】

小苏打 10 克,精盐 2 克,清水 1500 毫升。

【制作方法】

在锅中注入清水,加入精盐,置火上煮沸,溶液冷却后置冰箱冷冻。在容器中放入小苏打,再冲入冷冻的溶液,搅拌均匀即成。作为饮料随量服食,当日饮完。

【功效】

增加尿酸盐排泄。

笋片熘白菜

【原料】

嫩白菜心 200 克,竹笋 100 克,姜丝、葱末、料酒、酱油、味精、精盐、淀粉适量。

【制作方法】

将白菜心、竹笋切成宽 1 厘米、长 3 厘米的条,把竹笋放入沸水锅中,煮沸后放入白菜心,再次煮沸后,一同捞出,沥干水分。炒锅置火上,放植物油烧至七成热,放入姜丝、葱末、料酒、酱油及清水少许,烧沸后,入白菜心、竹笋煮两沸后,加味精、精盐适量,熘炒数下,用湿淀粉勾芡即成。佐餐当菜,随意服食。

【功效】

解热除寒,清除尿酸。

六、更年期综合征

更年期综合征是指以自主神经紊乱、情感障碍为主要表现的一系列生理和心理症状，一般指围绝经期综合征。中医认为更年期综合征是因肾气不足、气血亏虚，以致阴阳平衡失调造成的。某些更年期女性由于卵巢功能减退较快，机体不能适应其变化，从而出现一系列不同程度的症状，如月经变化、面色潮红、心悸、失眠、乏力、抑郁、多虑、情绪不稳、易激动、注意力难以集中等，称为"更年期综合征"。

枸杞子炖甲鱼

【原料】

枸杞子 20 克，甲鱼 1 只（约 500 克）。

【制作方法】

将甲鱼宰杀后去内脏，洗净；将枸杞子洗净后放入甲鱼腹中，入锅，加清水、生姜片、葱段、精盐、料酒等调料，先用大火煮沸，再改用小火煨炖至甲鱼肉熟烂，加少量味精即成。佐餐当菜，吃甲鱼肉，嚼枸杞子，饮汤。

【功效】

滋补肝肾，清泻虚火。

杞菊莲心茶

【原料】

枸杞子 10 克，菊花 3 克，莲心 1 克，苦丁茶 3 克。

【制作方法】

将枸杞子、菊花洗净后，与莲心、苦丁茶同入杯中，用沸水冲泡，加盖，闷 10 分钟后即可饮用。当茶频饮，一般冲泡 3～5 次。

【功效】

滋阴降火。

七、甲状腺功能亢进

甲状腺功能亢进简称甲亢，是由于甲状腺激素合成和分泌过多，造成机体代谢亢进和交感神经兴奋，引起心悸、出汗、进食和便次增多、体重减轻的病症。多数患者还常常伴有突眼、眼睑水肿、视力减退等症状。

萝卜海带汤

【原料】

海带 50 克,陈皮 10 克,生牡蛎 30 克,海蛤壳 10 克,萝卜 250 克,鸡汤或肉汤少量,盐、味精适量。

【制作方法】

将海带、陈皮、生牡蛎、海蛤壳均洗净,加水同煮,水沸后改用文火煮 40 分钟,将汁液滤出,捡出海带,切丝。将萝卜洗净,切块,放入煎好的药汁中,加入海带丝及少量的鸡汤或肉汤,以及盐、味精。置火上煮至萝卜熟而进味为度,吃菜喝汤。

【功效】

软坚散结,理气化痰。适用于甲亢手术前准备阶段的配餐。

五味麦粥

【原料】

大麦米 150 克,酸枣仁 10 克,五味子 10 克,麦门冬 10 克,嫩莲子 20 克,龙眼肉 20 克。

【制作方法】

将酸枣仁、五味子捣碎,与麦门冬加水同煮,浓煎取汁。嫩莲子泡发胀后,去除莲心,入水中煮烂熟待用。将大麦水洗净,如常法加水煮熟。将熟时,兑入酸枣仁等浓煎药液,放入莲子、龙眼肉,煮熟为度。吃时加适量糖。

【功效】

滋阴养心,益气补血,除烦安神。适用于心阴亏损型甲亢患者。

桂圆益心膏

【原料】

桂圆肉 150 克,当归 100 克,远志 50 克,天门冬 50 克,五味子 30 克,大枣 20 枚,黑桑葚 30 克,黑芝麻 20 克,蜂蜜若干。

【制作方法】

将上述各原料(除黑芝麻外)放入砂锅内,加水煎煮,每半小时滤出药液 1 次,再加水复煎,如此 3 次。将 3 次药液合并在一起,以小火煎熬,浓缩成黏稠膏状。放入一倍量蜂蜜,撒入黑芝麻,再煮沸,待放凉后,储于陶瓷或玻璃罐中。每日 2 次,每次 1 匙,用热水冲化,一次饮完。

【功效】

宁心益气,养血安神,滋阴补脾。适用于心阴亏损型甲亢患者。

<h1 style="text-align:center">五汁饮</h1>

【原料】

雪梨 1 个,鲜藕 1 节,甘蔗 1 段,荸荠 15 个,萝卜 1 个。

【制作方法】

将甘蔗、荸荠、萝卜均洗净、去皮,连同洗净的雪梨、鲜藕各自切碎,捣汁后混匀,放在器皿中,冷饮为佳。

【功效】

除胃热,生津止渴。适用于胃中郁热型甲亢患者。

第五节　泌尿生殖系统疾病治疗药膳

一、前列腺增生

有关前列腺增生的发病机制研究颇多,但病因至今仍未能阐明,可能由于上皮和间质细胞增殖和细胞凋亡的平衡遭到破坏,或其他相关因素,如雄激素与雌激素的相互作用、前列腺间质与腺上皮细胞的相互作用,或生长因子、炎症细胞、神经递质及遗传因素等。

<h1 style="text-align:center">清汤银耳</h1>

【原料】

银耳 12 克,鸡清汤 1500 克,盐、味精、料酒、胡椒面各适量。

【制作方法】

先把银耳浸泡,洗净,除蒂。将鸡清汤倒进无油的锅内,加入盐、料酒、胡椒面烧开,然后放入泡发的银耳,上屉以大火蒸。待银耳发软入味后,取出,加味精,即成。每日 2 次,7 日为一疗程。

【功效】

补肾滋阴,润肺益气。适用于肾阴虚型前列腺增生者。

<h1 style="text-align:center">丹桃荠菜煲牛肚</h1>

【原料】

丹参 20 克,桃仁 12 克,荠菜 100 克,牛肚 500 克。

【制作方法】

先将牛肚放入沸水锅煮至将熟,取出,趁热用刀刮去黑色衣膜及污物,洗净。将荠菜洗净,和丹参、桃仁同放入锅里,并放入洗净切块的牛肚,加适量清水,煲汤。待牛肚烂熟,去药渣,调味即可。饮汤吃肉。

【功效】

活血化瘀,清热凉血,消炎解毒,祛湿镇痛。适用于湿热瘀阻型前列腺增生引起的小便闭癃不通。

参地芪萸煲猪肚

【原料】

人参(或鲜人参)10 克,熟地黄、黄芪各 15 克,山茱萸 12 克,车前草 20 克,猪肚 200 克,调料适量。

【制作方法】

将人参洗净、切片。将猪肚先用沸水余过,去除嘌呤,去肚内衣膜、脂肪,并冲洗干净,切块。将五味中药和猪肚同放一锅,加适量清水,煲汤。待猪肚煲烂,除去药渣,然后加适量调料即可。饮汤吃肉。

【功效】

滋脾补肾,益气强身,清湿利尿。

二、尿频

正常成人排尿≥8 次/日或夜间排尿≥2 次,且每次排出尿量少于 200 mL。尿频既可以是生理性、神经性的,也可以是许多疾病的症状之一。导致尿频的原因较多,包括炎症、异物、精神因素、病后体虚、寄生虫病等。

补骨脂鱼鳔汤

【原料】

补骨脂 12～15 克,鱼鳔 15～20 克,调味料适量。

【制作方法】

将以上两味原料加水共煮汤,待汤微沸 50 分钟后,即可取汤饮之,并食鱼鳔。食用时,可加适量调味品饮用。

【功效】

补肾益精气。用于治疗肾虚所致夜尿多、遗尿、遗精等。

淮山益智五味汤

【原料】

炒淮山药 24 克,益智仁 15 克,五味子 9 克。

【制作方法】

将以上三味原料加适量水共煮为汤,趁热温服。每日2次,早晚空腹服用。

【功效】

补肾健脾,固精缩尿。用于治疗脾肾气虚所致尿频。

韭菜子羊肉粥

【原料】

韭菜子15克,羊肉50克,粳米200克,食盐、生姜适量。

【制作方法】

将粳米淘洗干净,与韭菜子同煮,加少许食盐和生姜。将羊肉洗净、切片后加入,待米烂肉熟后即可趁热食之。

【功效】

温肾固涩。适用于肾阳虚所致尿频、遗尿等症。

三、水肿

水肿是指过多的液体在组织间隙或体腔内聚集的一种病理状态。通常指皮肤及皮下组织液体潴留,体腔内体液增多则称积液。水肿根据程度的不同可分为轻、中、重度水肿,轻度水肿仅见于眼睑、眶下软组织,胫骨前、踝部的皮下组织,指压后可见组织轻度凹陷,体重可增加5%左右。中度水肿有全身疏松组织均有可见性水肿,指压后可出现明显的或较深的组织凹陷,平复缓慢。重度水肿有全身组织严重水肿,身体低垂部位皮肤紧绷发亮,甚至可有液体渗出,有时可伴有胸腔、腹腔、鞘膜腔积液。

玉米须茶

【原料】

玉米须30~60克,绿茶5克。

【制作方法】

将玉米须和绿茶放入杯中,以沸水冲泡15分钟即可,或加水煎沸10分钟也可。每日1剂,分2次服用。

【功效】

健脾益肾,利尿退肿。适用于慢性肾炎、小便不利、面目及两足水肿等患者。

生姜粥

【原料】

生姜 5 片,粳米 50 克,连须葱茎数根,米醋适量。

【制作方法】

将粳米淘洗干净,入砂锅,加水煮粥,并放入捣烂的生姜同煮。待粥将熟时,放入葱、醋即可,趁热食用。

【功效】

疏风利水。适用于急性肾炎或慢性肾炎急性发作患者,或有恶寒发热、肢体酸痛、咳嗽气粗者。

薏米防风饮

【原料】

薏苡仁 30 克,防风 10 克。

【制作方法】

将薏苡仁和防风加水煎汤代茶饮。饮用时可加适量糖。

【功效】

疏风利水消肿。适用于急性肾炎或慢性肾炎急性发作等患者。

四、尿失禁

尿失禁是指尿液非自主地、不可控制地从膀胱流出,通常是由膀胱或尿路感染、肿瘤、尿道括约肌过度松驰或神经功能障碍等原因引起的,以女性和老年人多见。尿失禁分为四种类型,分别为真性尿失禁、压力性尿失禁、急迫性尿失禁和充溢性尿失禁。尿失禁是一种较常见的疾病,困扰患者的日常生活。

益智仁炖猪腰

【原料】

益智仁 20 克,猪腰 1 个。

【制作方法】

先将猪腰剖开,去除臊腺,洗净,切片,与益智仁同入锅中,加水适量,炖煮 30 分钟,加适量葱、姜、精盐、味精等调料,再炖片刻即成。吃猪腰、饮汤,1 次服完。

【功效】

温肾缩尿。

黄芪桑螵蛸炖羊肉

【原料】

黄芪 30 克,桑螵蛸 15 克,羊肉 250 克。

【制作方法】

先将羊肉洗净,切块,与黄芪、桑螵蛸同入锅中,加水适量及葱、姜、料酒、精盐、五香粉各少许,炖至羊肉熟烂时捞去黄芪、桑螵蛸,加酱油、味精,稍炖片刻即成。佐餐当菜,随意服食。

【功效】

健脾益肺,固涩缩尿。

荔枝肉炖猪脬

【原料】

荔枝肉 30 克,糯米 30 克,猪脬(猪膀胱)1 只。

【制作方法】

先将猪脬清洗干净,入沸水锅中汆透,捞出,洗净尿臊味,切丝,与洗净的荔枝肉、淘净的糯米同入锅中,加水适量,炖煮至猪脬熟烂即成。每晚温服。

【功效】

补养肺脾,益气缩尿。

人参山药五味子酒

【原料】

人参 10 克,淮山药 30 克,五味子 30 克,低度白酒 1000 克。

【制作方法】

先将人参、淮山药切片,与五味子同入酒瓶中,加盖密封,每天振摇 1 次,1 周后开始饮用。每日 2 次,每次 1 小盅(约 15 毫升)。

【功效】

补益脾肺,缩尿止遗。

第六节　骨关节疾病治疗药膳

一、骨质疏松症

骨质疏松症是以骨量减少、骨的微细结构破坏导致骨脆性和骨折危险性增加为特征的慢性进行性疾病。在多数骨质疏松症中,骨组织的减少主要由于骨质吸收增多所致。

咖喱牛肉

【原料】

牛肉 1000 克,口蘑 400 克,洋葱块 50 克,芹菜段 50 克,胡萝卜块 100 克,咖喱粉 30 克,黄油 50 克,面粉、白兰地酒少许。

【制作方法】

将鲜牛肉洗净,去筋膜,剁成小块,放入开水中焯去血水,捞出,用凉水冲干净。锅内加水烧开,放入牛肉、洋葱块、芹菜段、胡萝卜块,煮 90 分钟。炒锅烧热,加入黄油、咖喱粉、面粉炒熟,再加入一勺牛肉汤稀释,反复几次,边搅边加,搅匀,稀释后倒入牛肉、胡萝卜煮炖,倒入口蘑并洋葱、芹菜,加入酒,继续煮 30 分钟即成。

【功效】

中医学认为,牛肉味甘、咸,性温,有补脾和胃、益气增血、强筋健骨等功效,咖喱也是强身健骨之品,与有强身健体、补气益血、富含维生素的洋葱、芹菜相配成膳,有利于缓解骨质疏松症。

虫草排骨鲍鱼

【原料】

猪排骨 300 克,冬虫夏草 6 克,枸杞子 15 克,鲍鱼 200 克,鸡汤、料酒、葱、姜、盐各适量。

【制作方法】

将鲍鱼去壳和内脏,放入砂锅内煮软;将猪排骨洗净,剁成小块,在开水中焯去血水,捞出,用凉水冲干净。砂锅中加入水,放入排骨、鲍鱼、鸡汤,用文火炖煮 3 小时,加入料酒、葱、姜、盐、虫草、枸杞子,继续炖半小时即成。

【功效】

此药膳可用于治疗老年人肺气肿、肺结核、咳嗽、动脉硬化、老年白内障诸病,此外,因其有补虚弱、壮腰膝、强筋骨、益气力的功效,还可用于防治老年人骨质疏松症。

鳝鱼强筋健骨汤

【原料】

鳝鱼 1 条(约 250 克),牛蹄筋 15 克,党参 25 克,当归 10 克,料酒、精盐、葱段、姜片、花生油、肉汤各适量。

【制作方法】

将牛蹄筋放入温水中泡发,然后撕去筋膜,切成 6 厘米长的段;将党参、当归洗净,切片,装入纱布袋,扎口备用;将鳝鱼宰杀,去内脏,洗去血水,去骨和头,肉切成条,放入油锅中炸至黄色捞出。锅中留油,注入适量肉汤,加入蹄筋、鳝鱼肉、盐、药包、料酒、葱、姜,煮至肉和蹄筋熟烂,拣去药包、葱、姜即成。

【功效】

补气营血,强筋健骨,通络止痛。用于辅助治疗筋骨无力及骨折等症。

二、关节炎

较为常见的关节炎有3种:骨关节炎、风湿性关节炎、类风湿性关节炎。骨关节炎是由于关节软骨退行性变和关节韧带附着处骨质增生后形成骨赘,从而引起的关节疼痛、僵硬、畸形和功能障碍。风湿性关节炎是免疫介导的、累及关节的炎症性病变,其特征是急性、游走性、对称性多关节表现,关节呈红、肿、热及触痛。类风湿性关节炎是一种慢性全身性免疫性疾病,多见于青壮年女性,表现为以关节腔滑膜的慢性炎症为特点的对称性、多发性反复发作关节炎。

参归鳝鱼羹

【原料】

党参15克,当归15克,鳝鱼500克。

【制作方法】

将党参、当归晒干或烘干,切成片,备用;将鳝鱼宰杀后,去除内脏,洗净,在沸水中氽一下,去骨切丝,与党参、当归同放入锅中,加水适量,煨煮至鳝丝熟烂,除去参、归片,加入葱末、姜丝、料酒、精盐、胡椒粉、味精等,改用文火煨炖至羹稠即成。佐餐当菜,随意服食。

【功效】

益气养血,除湿和血。

木瓜猪蹄

【原料】

木瓜15克,猪蹄2只。

【制作方法】

在秋季木瓜成熟时采摘,纵破后晒干,切片,入锅,加水适量,浓煎后去渣留汁,与洗净剖开的猪蹄同入锅中,加清水适量,用大火烧开后,加葱段、姜片、精盐、料酒,再改用小火煨炖至猪蹄皮烂、筋酥,加入五香粉、味精、芝麻油少许,即成。佐餐当菜,随量吃肉饮汤。

【功效】

养血除痹,祛湿舒筋。

归芎红花酒

【原料】

当归尾 200 克,川芎 200 克,红花 100 克,低度白酒 1000 毫升。

【制作方法】

将当归尾、川芎同入锅中,洒入少量白酒,用中火炒至微黄,与红花同入酒坛中,倒入白酒,密封坛口,每日振摇 1 次,7 日后开始饮用。每日 2 次,每次 1 小盅(约 15 毫升)。

【功效】

活血化瘀,疏通脉络。

骨碎补鹿角霜粉

【原料】

骨碎补 200 克,鹿角霜 100 克。

【制作方法】

将骨碎补、鹿角霜共研为细末,瓶装备用。每日 2 次,每次 6 克,用黄酒送服。

【功效】

补肾温阳,强筋健骨。

川乌蜜饮

【原料】

制川乌 10 克,生姜 10 克,蜂蜜 30 克。

【制作方法】

先将制川乌与生姜入锅,加水煎煮 2 小时,去渣取汁约 300 毫升,趁温兑入蜂蜜,搅匀即成。每日 2 次,每次 150 毫升,温服。

【功效】

散寒止痛,祛风湿。

木瓜生姜蜂蜜粥

【原料】

木瓜 10 克,生姜 10 克,蜂蜜 30 克,粳米 100 克。

【制作方法】

将木瓜片装入布袋,与淘净的粳米、洗净的生姜片同入锅中,加水适量,煮成稠粥,粥将成时取出药袋,趁温兑入蜂蜜,调匀即成。上、下午分服。

【功效】

祛湿舒筋,散寒止痛。

桑枝薏苡仁饮

【原料】

桑枝30克,薏苡仁60克。

【制作方法】

先将桑枝趁鲜切片、晒干、布包,与洗净的薏苡仁同入锅中,加水煎煮1小时,去布袋,即成。上、下午分服,饮汤吃薏苡仁。

【功效】

祛风利湿,清热除痹。

三、颈椎病

颈椎病是指因颈椎间盘退行性变、颈椎骨质增生所引起的,以颈肩痛和肢体麻木为主要表现的综合征,患者做颈部旋转或活动可引起眩晕、恶心或心慌等症状,严重者会出现双下肢痉挛。颈椎病是因风、寒、湿等外邪侵袭人体,闭阻经络而导致气血运行不畅所致。

复方红花酒

【原料】

红花20克,当归尾15克,赤芍15克,川芎15克,官桂10克,低度白酒1000毫升。

【制作方法】

将以上五味原料同研为粗粉,浸泡于白酒中,密封瓶口,每日振摇1次,7日后开始饮用。每日2次,每次1盅(约20毫升)。

【功效】

活血化瘀,温通经络。

辣椒炖蛇肉

【原料】

尖头辣椒20克,乌蛇肉250克,辣椒、葱段、姜片、料酒、酱油、白糖、清水适量。

【制作方法】

将乌蛇宰杀后,洗净、切段,与洗净、切段的辣椒同入锅中,加葱段、姜片、料酒、酱油、白糖、清水适量,用大火烧沸后,改用文火将蛇肉煨至八成熟,放入精盐,煨炖至蛇肉熟烂即成。佐餐当菜,随量服食。

【功效】

祛风散寒,舒筋通络。

归芪鸡血藤蜜汁

【原料】

当归尾 20 克,炙黄芪 30 克,鸡血藤 60 克,酒浸干地龙 20 克,蜂蜜 30 克。

【制作方法】

将当归尾、黄芪、鸡血藤、地龙用冷水浸泡半小时,入锅,加水浓煎 1 小时,去渣取汁,趁温兑入蜂蜜,搅匀即成。上、下午分服。

【功效】

益气养血,舒筋通络。

第七节 其他疾病治疗药膳

一、贫血

贫血是循环血液中红细胞总容量低于同年龄、同性别、同种族、同海拔人群正常值低限的疾病。贫血发生时,人会觉得乏力、心情忧郁、易怒不安、疲劳、头晕目眩,甚至晕厥、冷漠、注意力下降和无法忍受寒冷等。

八味粥

【原料】

糯米 300 克,薏苡仁 50 克,赤小豆、生山药各 30 克,大枣、莲子、芡实米各 20 克,白扁豆 15 克。

【制作方法】

先将薏苡仁、赤小豆、芡实米、莲子、白扁豆入锅煮烂,再加糯米和大枣同煮。最好将去皮的生山药切小块,加入上述原料中,以煮烂为度。每日早晚食用或当点心吃。

【功效】

健脾胃、补气血。适于脾胃虚弱型贫血患者常食。

芪归鸡汤

【原料】

母鸡 1 只,生黄芪 60 克,当归 30 克,党参 20 克,白芍 15 克,葱、姜、黄酒、盐适量。

【制作方法】

先将鸡宰杀、洗净,将生黄芪、当归、党参、白芍放进鸡腹内,再将此鸡放入锅中,加水,放入葱、姜等调料炖煮,以鸡烂为度。餐食以饮汤为主,少服频饮,鸡肉亦可食。对病情较重者,可改党参为西洋参。

【功效】

益气补血。适用于气血两亏型贫血患者。

太子羊肉羹

【原料】

羊肉 500 克,太子参 30 克,何首乌 15 克,龙眼肉 20 克,葱白、姜、绍酒、盐等调料适量。

【制作方法】

将羊肉剔筋,焯去血水,切成丁;将太子参、何首乌、龙眼肉放入洁净的纱布袋里,扎好;将上述各料均放入砂锅中,加清水(没过料即可),先用大火烧沸后,撇去浮沫,再用文火煨 2～3 小时,将羊肉煮至烂熟。捞出药包及葱、姜。

【功效】

益气补血。适用于气血两亏型贫血患者。

二冬甲鱼汤

【原料】

甲鱼 1 只,天门冬、麦门冬各 15 克,枸杞子 5 克,百合 10 克,火腿 50 克,绍酒、葱、姜适量。

【制作方法】

将甲鱼去头、内脏、爪、尾等,洗净放入锅中,加清水煮沸后,用文火烧 20 分钟,取出,剔去上壳和腹甲,切成 3 厘米段。将上述各原料及甲鱼段均放入锅中,加适量清汤炖煮,至甲鱼熟透。饮汤食肉。

【功效】

滋阴养血。适用于肝肾阴虚型贫血患者。

二、痴呆

痴呆是指后天获得性、进行性认知障碍综合征。临床上以缓慢出现的智能减退为主要特征,伴有不同程度的人格改变。

鲈鱼五味子汤

【原料】

鲈鱼1条(约250克),五味子50克,料酒、精盐、葱段、姜片、胡椒粉、花生油各适量。

【制作方法】

将五味子浸泡,洗净,备用。将鲈鱼去鳞、去鳃、去内脏,洗净,放入锅中,再放入料酒、盐、葱、姜、花生油和清水适量,上火烧开,放入五味子,煮至鱼肉熟烂时,拣去葱、姜,用胡椒粉调味即成。

【功效】

鲈鱼含蛋白质、脂肪、钙、磷、铁、铜和维生素A、维生素B_1、维生素B_2等。五味子含五味子素,对人的中枢神经系统有兴奋与强壮作用。阿尔茨海默病患者可多食此汤。

核桃仁枣糕

【原料】

大枣200克,核桃仁50克,慈姑60克,山药100克,鸡蛋2个,猪板油100克,猪网油60克,瓜条、香精、白糖各适量。

【制作方法】

将大枣洗净,放入锅内,加适量清水煮至熟软,取出晾凉,去枣核。将核桃仁去净外皮,用熟油炸至金黄色,捞出,控净油。将山药洗净,去皮,入笼蒸熟,压成泥。将猪板油切碎,加入枣肉,一同剁成泥状。将核桃仁、瓜条、慈姑分别切成细丁。将枣泥、山药泥放入盆中,磕入鸡蛋;搅匀后,加入核桃仁、瓜条、慈姑、白糖、香精搅拌均匀。将猪网油铺于碗内,把拌好的泥料加入,用手按平,将猪网油边角搭在泥料上,用牛皮纸封实碗口,放入蒸笼内,用旺火蒸约30分钟,取出后翻扣在盘内,揭去猪网油,撒上一层白糖即成。

【功效】

红枣含有丰富的维生素C及优质蛋白质。核桃仁是一种健脑益智的美味食品。此糕中核桃仁、红枣、慈姑都有滋补功效,可强身滋补、延年抗衰,是保健防老的良品。

第六章　常见疾病药膳饮食要略

一、消化系统疾病

1.慢性胃炎
(1)忌辛辣刺激之物。
(2)忌烟、酒、茶。
(3)忌过烫、过冷的食物。
(4)忌变质、不洁的食物。
(5)忌油腻及难以消化的食物。

2.胆囊炎和胆结石
(1)忌高脂肪食物。
(2)忌有强烈刺激性的调味品。
(3)忌过冷、过热的食物。
(4)忌油炸食物。
(5)忌产气食物。
(6)限制胆固醇的摄入量。

3.肝硬化
(1)限制脂肪摄入量。
(2)限制胆固醇摄入量。
(3)忌坚硬粗糙的食物。
(4)忌有强烈刺激性的调味品。
(5)忌含高嘌呤的食物。
(6)限制食盐摄入量。
(7)忌酒。

4.胰腺炎
(1)忌长期大量摄入高脂肪食物。
(2)忌饮食不节。
(3)忌大量饮酒。

5.便秘
(1)忌富含蛋白质和钙质的食物。
(2)忌饮食过于精细。

(3)忌胀气食物和难以消化的食物。

(4)忌烟、酒及辛辣食物。

(5)忌多吃糖。

二、呼吸系统疾病

1. 流行性感冒

(1)忌咸寒之物。

(2)忌难以消化之物。

(3)忌咖啡、浓茶。

(4)忌辛辣刺激之物。

(5)忌甜腻之物。

2. 支气管炎

(1)忌辛辣刺激之物。

(2)忌甜腻食物。

(3)忌烧烤、煎炸食物。

(4)忌咸寒之物。

(5)忌温补之物。

(6)忌烟。

3. 支气管哮喘

(1)忌辛辣刺激之物。

(2)忌生冷瓜果。

(3)忌甜腻的食物。

(4)忌腥膻发物。

(5)忌奶蛋类食品。

4. 肺气肿

(1)忌甜腻、有韧性的食物。

(2)忌腥膻发物。

三、心血管疾病

1. 冠心病

(1)忌过量饮食。

(2)忌辛辣刺激性食物。

(3)忌鸡汤。

(4)忌富含胆固醇的食物。

(5)忌烟、酒。

(6)忌浓茶和浓咖啡。

2.高血压

(1)忌长期饮食缺钙。

(2)忌摄入过量动物蛋白。

(3)忌长期食用高脂肪、高胆固醇食物。

(4)忌长期食用高盐食物。

(5)忌长期食用高热量食物。

(6)忌烟、酒。

(7)忌浓茶。

3.心肌炎

(1)忌过食辛辣、油腻之物。

(2)忌营养不良。

(3)忌过食含盐多的食品。

(4)忌高脂肪饮食。

(5)忌浓茶和咖啡。

(6)忌饱食。

(7)忌饮酒。

4.心肌梗死

(1)忌富含大量脂肪的食物。

(2)忌长期高热量饮食。

(3)忌高胆固醇饮食。

(4)忌辛辣食物。

(5)忌鸡汤。

(6)忌大量饮冷茶。

(7)忌饱食。

5.动脉硬化

(1)忌暴饮暴食。

(2)忌摄入过多含铅的食物。

(3)忌经常摄入过多的动物性脂肪和含饱和脂肪酸的植物油。

(4)忌长期食用高热量食物。

(5)忌水果、蔬菜摄入不足。

(6)忌鸡汤。

(7)忌烟。

6.心律失常

(1)忌饱餐。

(2)忌饮醋过量。

(3)慎食辛辣刺激性食物。

7.肺心病

(1)忌摄入高盐食物。

(2)忌食辛辣食物。

(3)忌营养不良。

(4)忌食油腻食物。

(5)忌浓茶和咖啡。

(6)忌吸烟、喝酒。

四、内分泌及代谢性疾病

1.高脂血症

(1)限制总热量。

(2)忌少餐多食。

(3)忌晚餐过晚、过量。

(4)忌高胆固醇食物。

(5)限制糖类。

(6)忌多饮咖啡和浓茶。

2.糖尿病

(1)忌高糖食物。

(2)忌烟、酒。

(3)忌高脂肪、高胆固醇食物和含大量淀粉的食物。

3.肥胖症

(1)忌高脂肪食物。

(2)限制高糖食物。

(3)限制水分摄入。

(4)限制食盐摄入。

(5)限制含嘌呤高的食物摄入。

(6)忌油煎、油炸的食物。

4.痛风

(1)忌高蛋白质食物。

(2)忌高嘌呤食物。

(3)忌食各种酸性强的食品。

(4)忌过多摄入高热量、高脂肪食物。

(5)忌辛辣刺激食物。

(6)饮水忌少。

5.更年期综合征

(1)忌辛辣刺激性食物。

(2)忌热性食物。

(3)忌煎炒食物。

(4)忌浓茶、咖啡。

6.甲状腺功能亢进

(1)忌肥腻食物。

(2)忌营养不足。

(3)忌摄碘过多。

(4)慎用含碘多的食物。

(5)忌过食致甲状腺肿的食物。

(6)忌辛热燥烈食物。

五、泌尿系统疾病

1.老年性尿路感染

(1)忌胀气食物。

(2)忌助长湿热食物。

(3)忌辛热刺激食物。

(4)忌发物。

(5)忌酸性食物。

(6)忌碱性食物。

2.尿路结石

(1)忌直接对结石形成有影响的食物。

(2)忌多吃糖。

(3)忌多饮啤酒。

(4)忌过量饮水。

(5)忌辛辣动火之食物。

(6)忌肥腻食物和发物。

3.急性肾炎

(1)限制食盐。

(2)限制水分摄入量。

(3)限制含嘌呤高及含氮量高的食物。

(4)限制蛋白质摄入量。

(5)忌用烈性调味品。

4.慢性肾炎

(1)忌高脂肪食物。

(2)限制食盐。

(3)限制含嘌呤高及含氮量高的食物。

(4)限制植物蛋白质摄入量。

(5)忌食鸡蛋。

(6)限制液体摄入量。

(7)忌用烈性调味品。

5.前列腺增生

(1)忌发物。

(2)忌辛辣刺激食物。

(3)忌生冷食物。

6.慢性肾衰竭

(1)忌高盐饮食。

(2)忌高脂肪饮食。

(3)限制含嘌呤高及含氮量高的食物。

(4)忌高磷饮食。

(5)忌高蛋白饮食。

(6)忌过食含钾多的食物。

(7)忌喝鸡汤。

(8)忌用烈性调味品及味精。

六、骨关节疾病

1.骨质疏松症

(1)忌过食高蛋白食物。

(2)忌高盐饮食。

(3)忌吃糖过多。

(4)忌喝咖啡。

2.骨折

(1)忌食肉骨头汤。

(2)忌大量饮酒。

(3)忌食花生。

(4)忌食醋。

(5)忌食牛皮菜。

3.类风湿性关节炎

(1)忌辛辣、油腻食物。

(2)忌营养不良。

(3)忌海产品摄入过多。

参考文献

[1]何清湖,潘远根.中医药膳学[M].2版.北京:中国中医药出版社,2015.

[2]汪碧涛.中医食疗药膳技术[M].北京:化学工业出版社,2014.

[3]王金荣.膳食防癌指导[M].上海:上海科学技术出版社,1993.

[4]黄芝蓉,王平南.家常食物功能手册[M].北京:中国中医药出版社,2009.

[5]谭兴贵,谭楣,邓沂.中国食物药用大典[M].西安:西安交通大学出版社,2013.

[6]刘炎.中华古今药膳荟萃[M].北京:北京医科大学出版社,1998.

[7]冷方南.中华临床药膳食疗学[M].北京:人民卫生出版社,2000.

[8]窦国祥.中华食物疗法大全[M].南京:江苏科学技术出版社,1999.

[9]周俭,中医营养学[M].北京:中国中医药出版社,2012.

[10]马继兴.中医药膳学[M].北京:人民卫生出版社,2009.

[11]李秀美,李学喜,周金生.中国药膳精选[M].北京:人民军医出版社,2009.

[12]施杞.中国食疗大全[M].上海:上海科学技术出版社,2002.

[13]孟仲法.中华现代临床药膳食疗手册[M].上海:上海科学普及出版社,2003.

[14]俞小平.中国保健汤谱[M].北京:科学技术文献出版社,2001.

[15]国家中医药管理局《中华本草》编委会.中华本草[M].上海:上海科学技术出版社,1999.

[16]余彦文.李时珍药膳菜谱[M].修订本.武汉:湖北科学技术出版社,2002.

[17]杨毅玲.药膳食疗[M].北京:化学工业出版社,2010.

[18]董三白.常见病的饮食疗法[M].2版.北京:中国轻工业出版社,2000.

[19]徐贤书.常见慢性病食物疗养法[M].南昌:江西科学技术出版社,1997.

[20]吴宝康.癌症病人饮食宜忌与食疗妙方[M].上海:上海科学技术出版社,2004.

[21]周治.中华养生百科全书[M].珍藏版.沈阳:辽海出版社,2007.

[22]韦大文.跟我学中医:本草·食材篇[M].北京:人民卫生出版社,2018.

[23]谢梦洲.中医药膳学[M].北京:中国中医药出版社,2012.